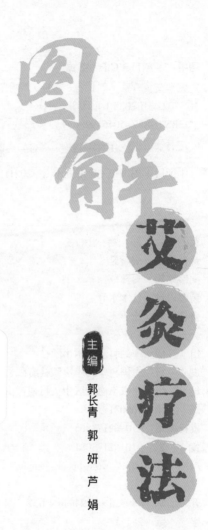

图解艾灸疗法

主编

郭长青 郭妍 芦娟

U0189263

中国科学技术出版社
·北京·

图书在版编目（CIP）数据

图解艾灸疗法 / 郭长青，郭妍，芦娟主编 . — 北京：中国科学技术出版社，2022.3（2025.1 重印）

ISBN 978-7-5046-9280-1

Ⅰ . ①图… Ⅱ . ①郭… ②郭… ③芦… Ⅲ . ①艾灸 – 图解Ⅳ . ①R245.81–64

中国版本图书馆 CIP 数据核字 (2021) 第 220315 号

策划编辑	韩　翔　于　雷
责任编辑	史慧勤
文字编辑	秦萍萍　靳　羽
装帧设计	佳木水轩
责任印制	徐　飞

出　　版	中国科学技术出版社
发　　行	中国科学技术出版社有限公司
地　　址	北京市海淀区中关村南大街 16 号
邮　　编	100081
发行电话	010-62173865
传　　真	010-62173081
网　　址	http://www.cspbooks.com.cn

开　　本	889mm×1194mm　1/32
字　　数	251 千字
印　　张	12.5
版　　次	2022 年 3 月第 1 版
印　　次	2025 年 1 月第 3 次印刷
印　　刷	北京顶佳世纪印刷有限公司
书　　号	ISBN 978-7-5046-9280-1 / R·2812
定　　价	49.80 元

（凡购买本社图书，如有缺页、倒页、脱页者，本社销售中心负责调换）

编著者名单

主　编　郭长青　郭　妍　芦　娟

副主编　马薇薇　朱文婷

编　者（以姓氏笔画为序）

王军美　尹孟庭　冯小杰　邢龙飞　刘　聪　许　悦

杨　梅　张　典　张　茜　陈烯琳　胡庭尧

内容提要

艾灸疗法，简称灸疗或灸法，是指点燃艾叶制成的艾条、艾炷，使其产生艾热，刺激人体穴位或特定部位，通过激发经气活动来调整人体紊乱的生理功能，从而达到防病治病目的的一种治疗方法，具有操作简单、成本低廉、效果显著等诸多优点。

本书共11章，首先介绍了艾灸法的起源及发展、艾灸的适应证及禁忌证、常用灸法及操作方法等基本内容，然后为疾病的治疗，分别从呼吸系统、心血管系统、消化系统等方面入手，总结了疗效较好的、具有代表性的临床常见疾病的艾灸治疗方法，详细论述了疾病的病因病机、证候表现及灸法治疗，"小贴士"中还介绍了疾病的日常护理和注意事项等。本书将西医的辨病治疗和中医的辨证治疗结合起来，阐述艾灸的临床使用方法，图文并茂，语言简洁，通俗易懂，便于中医爱好者及临床工作人员学习和应用。

前　言

人们常说，防患于未然。对于疾病，与其发现了再去治疗，不如早做预防，避免疾病发生。正是由于人们有了这种认识，才产生了今天的预防医学。但在如何防病的方法上却产生了不同的看法，有些人相信药物能强身健体，却忽视了药物的不良反应。殊不知，防病治病最有效、最简便、最经济的方法之一，就是既古老又年轻的保健方法——艾灸法。

艾灸疗法起源于民间，曾在历史上广为流传，是中国传统自然疗法之一。但由于治疗范围十分局限，始终未能引起人们的重视，更难以登上医学殿堂。然而，艾灸疗法在我国流传数千年而没有失传的事实，又有力地证明了艾灸疗法有其存在的价值，其中的道理是很值得研究的。

为了弘扬中医学，丰富完善艾灸疗法，使其更加科学化、系统化，促进艾灸疗法的广泛应用，特编写此书。

编著者

目　录

第1章　灸法概论

灸法，古称灸爇，是指将艾绒、药物或其他灸材料点燃后放置在腧穴或病变部位进行熏灼或温熨，通过温热刺激及药物作用调整经络脏腑功能，达到防治疾病的一种方法，是针灸学的重要组成部分。其操作方便，适应证广，既能治病，又可防病保健。

一、灸法的历史渊源

灸法有着悠久的历史，它的产生与火有密切关系，在几千年的发展过程中得到了提高与完善。

（一）灸法的起源

灸法，古称灸。《说文解字》说："灸，灼也，从火音灸，灸乃治病之法，以艾燃火，按而灼也。"可见，灸法是以艾绒或药物为主要灸材，点燃后放置于腧穴或病变部位进行烧灼和熏熨，借其温热刺激及药物作用温通气血，扶正祛邪，以防治疾病的一种外治方法。灸法是针灸学的重要组成部分，也是我国重要的传统非药物疗法之一。

最初的灸，是将树枝、柴草作为灸材，以燃烧的明火熏烤。后来，人们发现艾绒性温易燃，燃烧持久且穿透力强，又没有明火，不会爆出火星烫伤皮肤，便把艾绒作为主要灸材。

灸法在古代又称为"攻法"和"火法"。《左传·成公十年》记载了这样一个故事：晋景公患了重病，请当时的名医秦国太医令医缓来治疗，医缓诊察病情之后说"疾不可为也，在肓之上，膏之下（膈上心下），攻之不可，达之不及，药不治焉"，其意思是说，晋景公病情危重，进入膏肓，攻法（灸法）、达法（针刺）都不能到达病所，药物也治不好。"病入膏肓"的成语即源于此。

（二）灸法的发展

灸法治病，最初古人多采用直接灸，且艾炷较大，壮数（艾炷的计数单位）较多。如《太平圣惠方》指出："灸炷虽然数足，得疮发脓坏，所患即差；如不得疮发脓坏，其疾不愈。"《医宗金鉴·刺灸心法要诀》也说："凡灸诸病，火必足气到，始能求愈。"同时，古人非常推崇应用化脓灸进行身体保健和预防疾病。现代灸法有了长足发展，为了减轻患者灸疗时的痛苦，多采用小艾炷少壮灸，并衍化出各种各样丰富多彩的灸疗方法，如艾条灸、药条灸（包括太乙神针灸、雷火神针灸等）、温灸器灸、温针灸、天灸、灯火灸等。根据病情不同，还常采用间接灸法，所隔物品多为姜片、蒜片、食盐、豆豉饼、附子饼等。灸法已为人类的医疗保健事业做出了较大的贡献。

二、灸法的作用机制

（一）局部刺激作用

灸法是一种在人体腧穴处通过艾火及艾粒刺激以达到防病治

病目的的治疗方法，其机制与燃烧时的热效应，即局部火的温热刺激有关。西医学认为，正是这种温热刺激使局部皮肤充血，毛细血管扩张，增强局部的血液循环与淋巴循环，缓解和消除平滑肌痉挛；使局部的皮肤组织代谢能力加强，促进炎症、瘢痕、浮肿、粘连、渗出物、血肿等病理产物消散吸收。同时又能使汗腺分泌增加，有利于代谢产物的排泄；还可引起大脑皮质抑制的扩散，降低神经系统的兴奋性，发挥镇静、镇痛作用；温热作用还能促进药物的吸收。中医学认为，艾灸时产生的热恰到好处，使人感到特别舒适，艾火的热力不仅影响穴位表层，还能通过腧穴深入体内，影响经气，深透筋骨、脏腑以至全身，发挥整体调节作用，而用于治疗多种疾病。

研究发现艾灸具有近红外辐射作用。人体既是一个红外辐射源，又是一个良好的红外吸收体，艾灸的近红外辐射作用可为机体细胞的代谢活动、免疫功能提供所必需的能量，也能给缺乏能量的病态细胞提供活化能。艾灸所发出的近红外光量子能为机体所调控。在艾灸疗法过程中，近红外辐射作用于人体穴位时，具有较高的穿透能力，是一种有利于刺激穴位的信息照射，在"产生受激共振"的基础上，借助反馈调节机制纠正病理状态下能量 / 信息代谢的紊乱，调控机体的免疫力，从而达到恢复正常功能的目的。

（二）经络调节作用

经络学说是中医学说的重要内容，也是灸疗学的理论基础。人是一个整体，五脏六腑、四肢百骸是互相协调的，这种协调的状态主要依靠机体自控调节系统来实现。皮部起着接收器和效应器的作用，经络起着传递信息和联络的作用，头脑综合分析处理信息、发出指令，起着指挥的作用，即皮部、经络系统、大脑、四肢百骸、五脏六腑密切相关，这也是生物全息论的研究结果。医学已证明，即便是一种微小的局部性病变，也会呈现全身机体失调的反应（如皮肤红肿可引起发热、全身不适）。因此，经络是一个多层次、多功能、多形态的调控系统。在穴位上施灸时，由于艾火的温热刺激，才产生相互激发、相互协同、作用叠加的结果，导致生理上的放大效应。

（三）灸材料的药理作用

艾是最常用的灸用燃料，除了具有易得、易燃的特点外，还具有显著的药物效应。中医学认为艾属温性，其味芳香，善通十二经脉，具有理气血、逐寒湿、温经、止血、安胎的作用。《本草纲目》曰："艾叶，生则微苦太辛，熟则微辛太苦，生温熟热，纯阳也。可以取太阳真火，可以回垂绝元阳……灸之则透诸经而治百种病邪，起沉疴之人为康泰，其功亦大矣。"《本草正》也认为："艾叶，能通十二经脉，而尤为肝脾肾之药，善于温中、逐冷、除湿，行血中之气，气中之滞……或生用捣汁，或熟用煎汤，或用灸百病，或炒热熨敷可通经络，或袋盛包裹可温脐膝，表里生熟，俱有所宜。"说明艾具有广泛的治疗作用，虽然在灸治过程中艾叶进行了燃烧，但药性犹存，其药性可通过体表穴位进入体内，渗透诸经，起到治疗作用；又可通过呼吸进入机体，起到扶正祛邪、通经活络、醒脑安神的作用；对位于体表的外邪还可直接杀灭，从而起到治疗皮部病变和预防疾病的作用。

现代研究结果证实，燃艾时可产生具有治疗作用的化学物质。艾燃烧后生成一种物质，有抗氧化并清除自由基的作用。艾燃烧生成物的甲醇提取物，有自由基清除作用，并且比未燃烧的艾的甲醇提取物作用更强。施灸局部皮肤中过氧化脂质显著减少，此作用是艾的燃烧生成物所致。艾的燃烧不仅没有破坏其有效药物成分，反而使之有所增强。艾燃烧生成物中的抗氧化物质，附着在穴位处皮肤上，通过灸热渗透进入体内而起作用。艾叶油有较好的抗菌、平喘、抗过敏性休克、镇咳、祛痰、利胆、兴奋子宫等作用。

此外，药理实验证明艾灸具有增强免疫、抗肿瘤、抗休克、护肝、防治脑血管疾病等作用，还可抗溃疡、促消化、镇痛、解热等；药理实验还揭示了艾灸治疗流行性出血热、糖尿病、精神分裂症、肾上腺皮质萎缩等病的机制。

（四）调节免疫功能作用

灸疗的治疗作用还可以通过调节人体免疫功能实现，而且这种作用呈双向调节的特征，即低者可以升高，高者可以降低。因为艾灸施于穴位，先刺激穴位本身，激发经气，调动经脉的功能，使之更好地发挥行气血和阴阳的整体作用，而且激活皮肤中某些神经末梢酶类参与机体的免疫调节，因而对疾病起到治疗作用。

（五）综合作用

灸法是通过艾灸燃烧时的物理刺激和药理作用来防治疾病，与腧穴的特殊作用、经络的特殊途径相结合，进而产生的一种"综合效应"。通过将艾灸在燃烧过程中产生的热效应传递到经络系统，调动人体的免疫功能，作用于人体五脏六腑、四肢百骸的病变部位，多层次、多功能、多形态的调整，在相互协同、相互激发的作用下，产生治疗上的倍数效应。

三、灸法的作用、适应证、禁忌证

（一）灸法的作用

灸法是通过使用施灸材料刺激腧穴、激发经气起作用，从而达到调整机体组织器官功能的目的。灸法的应用范围非常广泛，既可用于机体各种病证的治疗，又用于防病保健。

(1) **温经通络，行气活血**：艾灸有温经散寒、行气活血、通络止痛的作用，主治风、寒、湿引起的一切病证。

(2) **补中益气，回阳固脱**：艾灸有补益中气、回阳固脱的作用，可治疗久泻、久痢、遗尿、脱肛、崩漏、阴挺、脱证等。

(3) **解表散寒，温中止呕**：隔姜灸有解表散寒、温中止呕的作用，可用于外感风寒表证，以及虚寒型呕吐、胃病、泄泻等。

(4) **温肾壮阳**：隔附子饼灸有温肾壮阳的作用，可用于命门火衰而致的遗精、阳痿、早泄。

(5) **拔毒散结，祛腐生肌**：艾灸有拔毒消肿、散结止痛、祛腐生肌的作用，既可用于乳痈、瘰疬、疮疡疖肿、毒虫咬伤初期未化脓者，又可用于疮疡溃后久不收口。

(6) **保健强身，预防疾病**：艾灸有保健强身、预防疾病的作用，常灸关元、气海、足三里等穴，可以鼓舞人体正气，增强抗病能力，起到预防保健的作用。

（二）灸法的适应证

古代针灸医籍中有许多关于灸法适应证的记载，现代针灸医师将其进行了验证和系统整理。

1. 古代灸疗的适应证

《灵枢·官能》曰："针所不为，灸之所宜。"表明针刺灸法各有所长，灸法有其特殊疗效和适应范围，而且可以补针药之不足，凡针药无效时改用灸法，往往能收到较为满意的效果。古人通过长期大量的临床观察发现，灸法不仅能治疗体表的病证，而且能治疗脏腑的病证；既可治疗多种慢性病证，也可救治一些急重危症；灸法主要用于各种虚寒证的治疗，同时也可治疗某些实热证。其应用范围涉及临床各科，包括外感表证、咳嗽痰喘、咯血衄血、脾胃虚证、气滞积聚、风寒湿痹、上盛下虚、厥逆脱证、妇儿诸疾、顽癣疮疡、瘰疬肿毒等。

除此之外，历代医著多有灸疗急症的载述。《黄帝内经》提到灸治癫狂、痈疽；《诸病源候论》有灸治中风、心痛的记载；《备急千金要方》《外台秘要》倡导灸治急难诸证；《太平圣惠方》最早记载灸治小儿急症，多达47种；《备急灸法》详述了22种急症的灸治方法，为灸治急症的专书；《针灸资生经》创天灸截疟；《外科正宗》力倡灸治疡科急症；《神灸经纶》对伤寒发热、白虎历节风、癫狂、中暑、肠痈、乳痈、青盲、喉痹等诸多病证均施以灸法。

古人在强身健体、预防疾病方面也积累了丰富的经验。保健灸在唐代开始得到重视，《千金翼方》云："一切病皆灸三里三壮。"《外台秘要》进一步指出："凡人年三十以上，若不灸足三里，令人气上眼暗。"到宋代灸疗的保健作用已被充分认识，《针灸资生经》提及："气海者，元气之海也，人以元气为本，元气不伤，虽疾不害，一伤元气，无疾而死矣。宜频灸此穴，以壮元阳，若必待疾作而后灸，恐失之晚也。"除气海穴外，针灸医家还总结了其他的一些腧穴，如《扁鹊心书》云："人于无病时，常灸关元、气海、命门、中脘……

亦可保百余年寿矣。"张杲的《医说》强调"若要安，三里莫要干"，意指反复在足三里穴施化脓灸可起到保健作用。元代医家王国瑞所编《玉龙经》载有："膏肓二穴治病强，此穴原来难度量，斯穴禁针多着艾，二十一壮亦无妨。"

总之，古人认为艾灸对寒热虚实诸证都可应用，但无论用于何种疾病，医者都必须详察病情，细心诊断，根据患者的年龄和体质，选择合适的腧穴和施灸方法，运用适当的补泻手法和灸量，以辨证施灸为原则。

2. 现代灸疗适应证

现代临床灸治病证约有 200 种。

(1) **内科病证**：感冒、慢性支气管炎、支气管扩张症、支气管哮喘、缺血性心脏病、高血压病、膈肌痉挛、慢性胃炎、胃下垂、慢性溃疡性结肠炎、腹泻、急性细菌性痢疾、食物中毒、病毒性肝炎、肝硬化、慢性肾炎、肾下垂、白细胞减少症、血小板减少性紫癜、糖尿病、肥胖、甲状腺功能亢进症、类风湿关节炎、风湿性关节炎、硬皮病、雷诺病、脑血管疾病、癫痫、共济失调、急性脊髓炎、周围性面神经麻痹、面肌痉挛、股外侧皮神经炎、肌萎缩性侧索硬化症、精神分裂症、恶性肿瘤、放射反应、阳痿、功能性射精不能症、精液异常症等。

(2) **外科病证**：急性感染、急性淋巴管炎、急性乳腺炎、慢性前列腺炎、压疮、血栓闭塞性脉管炎、血栓性浅静脉炎、腹股沟斜疝、痔、直肠脱垂、乳腺增生、前列腺肥大症、冻疮等。

(3) **骨科病证**：颞下颌关节紊乱症、颈椎病、肩周炎、肱骨外上髁炎、狭窄性腱鞘炎、强直性脊柱炎、急性腰扭伤、骨结核、骨关节炎等。

(4) 皮科病证：银屑病、神经性皮炎、带状疱疹、寻常疣、黄褐斑、腋臭、鸡眼、白癜风、斑秃等。

(5) 妇产科病证：慢性盆腔炎、功能性子宫出血、痛经、子宫脱垂、胎位不正、习惯性流产等。

(6) 儿科病证：小儿厌食症、婴幼儿腹泻、小儿遗尿、流行性腮腺炎、脑积水等。

(7) 五官科病证：睑腺炎、近视眼、青光眼、白内障、过敏性鼻炎、萎缩性鼻炎、急性扁桃体炎、急性化脓性中耳炎、内耳眩晕症、复发性口疮等。

(8) 健身保健：抗衰老、抗疲劳、戒烟等。

（三）灸法的禁忌证

灸法禁忌大致包括以下几方面。

(1) 禁灸病证：无论外感热病或阴虚内热证，凡脉象数疾者禁灸；某些传染病期间出现大量吐血、高热、昏迷、抽搐，或身体极度衰竭等忌灸；自发性出血或损伤后出血不止忌灸；无自制行为能力的精神病患者等忌灸。

(2) 禁灸部位：颜面部不宜着肤灸；心脏虚里处、大血管处、关节部位、睾丸、乳头、阴部不可灸；妊娠期妇女下腹部以及腰骶部慎灸；皮肤感染、溃疡、瘢痕等部位应慎灸。

(3) 其他：过饱、过饥、过劳、大汗淋漓、大渴、大惊、大恐、大怒、醉酒者慎灸；妇女经期，慎用灸疗；少数对艾叶等灸材料过敏者，可采用热艾仪或其他穴位刺激法。

第2章 灸法的分类和操作

一、艾炷灸法

艾炷灸，艾灸法之一，是将艾炷直接或间接放在施灸部位上施灸的方法。古代的艾灸，以艾炷灸法最为盛行。关于艾炷的形状，分为圆锥形艾炷、牛角形艾炷和纺锤形艾炷。现在临床上最常用的是圆锥形艾炷。根据需要，艾炷可制作成不同规格，艾炷规格如下（图2-1）。

▲ 图2-1　艾炷

(1) **小炷**：如麦粒大，常放在穴位或病变部烧灼，直接灸常用。

(2) **中炷**：如半截枣核大，相当于大炷的一半，间接灸常用。

(3) **大炷**：如半截橄榄大，炷高1厘米，炷底直径约1厘米，可燃烧3～5分钟，间接灸常用。

艾炷无论大小，直径与高度大致相等。

艾炷灸法可分为直接灸和隔物灸两类。

（一）直接灸法

将艾炷直接放置施灸部位皮肤上烧灼的方法。根据灸后有无烧伤化脓，又可分为化脓灸和非化脓灸（图 2-2）。

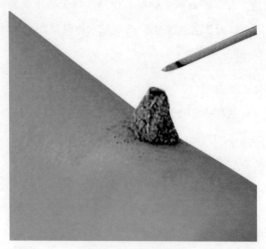

▲ 图 2-2　直接灸

1. 化脓灸法

化脓灸可治疗重病，慢性、顽固性疾病，亦可用于防病保健、延缓衰老。将黄豆大小艾炷直接放在穴位（或一定的体表部位）上燃烧施灸，灸后局部皮肤贴上药膏，促使局部化脓，产生无菌性化脓现象（灸疮），灸疮愈合之后，多有瘢痕形成，这种灸法称化脓灸法，又称瘢痕灸。

【操作方法】　在施灸部位涂上蒜汁或凡士林，以便固定艾炷。

用线香点燃艾炷后，医者应守护在旁边。到患者感觉疼痛时，医者用手轻轻拍打穴区四周的皮肤，分散患者的注意力，这样可减轻疼痛。艾炷烧完，用镊子将艾灰移走，用棉球将灰烬擦去，再涂上蒜汁重新放上艾炷继续灸治。一般灸5～7壮。

【灸疮处理】 施灸结束，用棉球擦拭灸处，灸区多形成一处焦痂。在灸穴上用清水膏或敷料紧贴灸处，敷贴封口，目的是防止衣服摩擦灸疮，并促使其溃烂化脓。化脓后每天换1次膏药或胶布。脓水较多时可每天2次。经过1～2周脓水逐渐减少，最后结痂，脱落后会留有瘢痕。

2. 非化脓灸法

非化脓灸主要是麦粒灸，即用麦粒大的小艾炷直接在腧穴施灸，灸后不引起化脓的方法，具有调和气血、温里回阳、消瘀散结、散寒蠲痹等功效。因艾炷小，刺激强，时间短，收效快，仅有轻微灼伤或发疱，不留瘢痕，故目前在临床应用较多。

【操作方法】 为防止艾炷滚落，可在灸穴抹涂一些凡士林，使之黏附，然后将麦粒大的艾炷放置灸穴上；用线香或火柴点燃，任其自燃，或微微吹气助燃。至艾炷烧近皮肤，患者有温热或轻微灼痛感时，即用镊子将未燃尽的艾炷移去或压灭，再施第2壮。也可待其燃烧将尽，有清脆的爆炸声，将艾炷余烬清除，再施第2壮。若需减轻灸穴疼痛，可在该穴周围轻轻拍打，以减轻痛感。若灸处皮肤呈黄褐色，可涂少许冰片油以防止起疱。一般灸3～7壮。

（二）间接灸法

又称隔物灸、间隔灸，是在艾炷与皮肤之间衬垫某些药物而施灸的一种方法。隔物灸最早记载于晋代葛洪的《肘后备急方》一书中。隔物灸火力比较温和，对皮肤不易造成损伤，此法具有艾灸与药物的双重作用，患者易于接受。有以下几种。

1. 隔姜灸

隔姜灸具有祛寒、解表、温中、止呕的作用。

【操作方法】　将切成厚约 0.3 厘米的生姜片用针扎孔数个，置施灸穴位上，用大、中艾炷点燃放在姜片中心施灸。若患者有灼痛感可将姜片提起，使之离开皮肤片刻，旋即放下，再行灸治，反复进行。以局部皮肤潮红湿润为度。一般每次施灸 5～10 壮（图 2-3）。

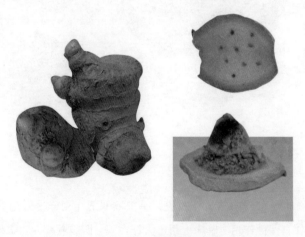

▲ 图 2-3　隔姜灸

2. 隔蒜灸

隔蒜灸具有清热解毒、消肿散结、定痛、杀虫、健胃等作用，临床上外科病证应用较多，如痈、疽、疮、疖之未溃者，以及蛇蝎毒虫所伤、寻常疣等。

【操作方法】 有隔蒜片灸和隔蒜泥灸两种。前者是将独头大蒜横切成约 0.3 厘米的薄片，用针扎孔数个，放在患处或施灸穴位上，用大、中艾炷点燃放在蒜片中心施灸，每施灸 4～5 壮，须更换新蒜片，继续灸治。后者将大蒜捣成蒜泥状，置患处或施灸穴位上，在蒜泥上铺上艾绒或艾炷，点燃施灸。此两种隔蒜灸法，每穴每次宜灸足 7 壮，以灸处泛红为度（图 2-4）。

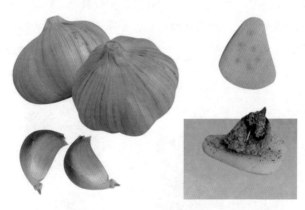

▲ 图 2-4　隔蒜灸

3. 隔盐灸

隔盐灸有回阳救逆、固脱、温中散寒的作用，平时用此法灸 1～2 壮有保健作用。临床上用于大汗亡阳、四肢厥冷、脉微欲绝等症，也用于急性腹痛、霍乱、吐泻、急性胃肠炎等。

【操作方法】 将干燥的食盐纳入脐中，填平脐孔，其上置大艾炷施灸。患者有灼痛，即更换艾炷。亦有于盐上放置姜片施灸，待患者有灼痛时，可将姜片提起，保留余热至燃完一炷。一般可灸 3～7 壮。急性病可多灸，不限制壮数。

4. 隔附子灸

由于附子有温补脾肾、散寒止痛、回阳救逆的功效，与艾灸并用，适用于各种阳虚证，如阳痿、早泄、遗精、外科疮疡久不收口、阴疽、疮毒。

【操作方法】 有附子片灸与附子饼灸两种。前者将附子用水浸透后，切成 0.3～0.5 厘米的薄片，用针扎数孔，放施灸部位施灸（同隔姜灸法）。后者取生附子切细研末，用黄酒调和作饼，大小适度，厚 0.4 厘米，中间用针扎孔，置穴位上，再以大艾炷点燃施灸，附子饼干焦后再换新饼，直灸至肌肤内温热、局部肌肤红晕为度，每日灸 1 次。

5. 隔核桃壳灸

隔核桃壳灸主要用于眼科疾病的治疗，常用于近视、斜视、急慢性结膜炎、睑腺炎、角膜炎、老年性白内障等病，对视神经萎缩、视网膜色素变性、中心性视网膜病变、青光眼、眼肌麻痹等眼病也有一定疗效。

【操作方法】 取完整的 1/2 大的核桃壳备用，用细铁丝弯成眼镜框架样式，或直接使用无镜片的眼镜框架，镜框四周使用医用胶布包好，便于隔热，以防烫伤眼周围的皮肤。镜框的前外侧各用铁丝弯成一个直角形的钩形，高度和底长均约 2 厘米，与镜架固定在一起，以备施灸时插艾炷用。取菊花、蝉蜕、薄荷、石斛各 10 克，或取柴胡 12 克，石斛、白菊花、蝉蜕、密蒙花、薄荷、谷精草、青葙子各 10 克。上药用细纱布包好，放于药锅中，倒入冷水，浸泡 60 分钟，前者加入 250 毫升水，后者加入 600 毫升。然后用武火煎至水沸后 5 分钟，最后将核桃壳放入药液里，浸泡 30 分钟。根据病眼只数，取 2～3 厘米清艾条 1～2 段，插入镜框前铁丝上，再取 1～2 具完整的半个核桃壳，套在患侧的镜架上，核桃壳凸面向外，凹面向眼。要求扣在眼上不漏气。先从内侧点燃艾条，将镜架戴到双眼上，感到过热时可把艾条稍移开一些。务必要让核桃壳扣在病眼上，艾段烧完，再插 1 段。每次灸 1～3 壮。灸完后可以让患者用手指轻轻按摩眼眶周围，也可以在施灸时轻轻活动眼球，做上、下、左、右的运动，具体要以患者耐受为限。

此外，还有隔葱灸、豆豉饼灸、黄土灸、蛴螬灸、胡椒灸、巴豆灸等。

二、艾条灸法

艾条灸又称艾卷灸，是指用纸把艾绒卷成长圆筒状的艾条，一头点燃后，在穴位或病变部位熏烤的一种灸治方法。艾条灸使局部产生温热或轻度灼痛的刺激，以调整人体的生理功能，提高身体抵抗力，从而达到防病治病目的，主要用来治疗寒湿痹证及其他多种虚寒性疾病。艾条灸最早见于明代朱权的《寿域神方》一书中。若在艾绒中加入辛温芳香药物制成药艾条，如"雷火神针""太乙神针"等，《本草纲目》中有关于"雷火针"治顽痹及闪挫肿痛的记载。艾条灸使用方便，效果良好，目前临床经常使用。施灸时，按照操作方法又可分为悬起灸和实按灸。

（一）悬起灸

将点燃的艾条一头悬在与施灸部位的皮肤保持 1 寸左右的距离，使患者有温热感而又不觉得灼痛的一种方法。

1. 温和灸

温和灸是临床上应用最为广泛的灸法之一，有温经通络、散寒祛邪、活血化瘀、软坚散结等功效，临床上可用于咳嗽、头痛、慢性气管炎、消化不良性腹泻、胃下垂、肠易激综合征等慢性病，还常用于保健灸。

【操作方法】　将艾条的一端点燃，对准应灸的腧穴部位或患处，距离皮肤2～3厘米，进行熏烤，使患者局部有温热感而无灼痛为宜，一般每穴灸10～15分钟，至皮肤红晕潮湿为度（图2-5）。如遇到昏厥或局部知觉减退的患者及小儿时，医者可将食、中两指置于施灸部位两侧，这样可以通过医生的手指来测知患者局部受热程度，以便随时调节施灸距离，掌握施灸时间，防止烫伤。

2. 回旋灸

回旋灸有较大范围的温热刺激，适于病损表浅而面积大者，如

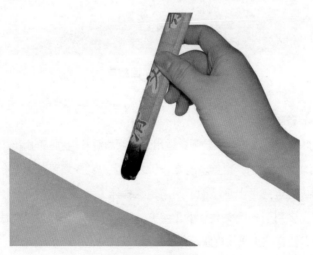

▲ 图2-5　温和灸

神经性皮炎、牛皮癣、股外侧皮神经炎、皮肤浅表溃疡、带状疱疹、压疮等病证。此外临床上也常用于治疗急性病证。

【操作方法】 点燃艾条，悬于施灸部位上方高约 3 厘米处。艾条在施灸部位上左右往返移动，或反复旋转进行灸治。使皮肤有温热感而不致灼痛。一般每穴灸 10～15 分钟，移动范围在 3 厘米左右（图 2-6）。

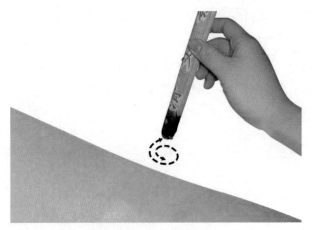

▲ 图 2-6　回旋灸

3. 雀啄灸

雀啄灸的温热刺激较强，适用于昏厥急救及较顽固的病证。

【操作方法】 置点燃的艾条于穴位上高约 3 厘米处，艾条一起一落，忽近忽远上下移动，如鸟雀啄食样（图 2-7）。一般每穴灸 5 分钟。多用于昏厥急救、小儿疾患、胎位不正、无乳等。此法热感较强，注意防止烧伤皮肤。

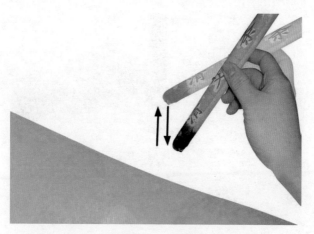

▲ 图 2-7　雀啄灸

（二）实按灸

　　艾条实按灸法，为传统的艾条灸法之一，与艾条悬起灸相对应，是把药艾条的一端点燃后，紧按在隔着绵纸或粗布的施灸部位（局部痛点）上，稍留 1～2 秒，使热气透入肌肤的一种灸治方法（图 2-8）。之所以称为"针"，是因为操作时，将药艾条实按在穴位上，犹如针刺。艾条实按灸法，是艾最早应用的施灸方法，最早见于明代朱权的《寿域神方》："用纸实卷艾，以纸隔之，点穴于隔纸上，用力实按之，待腹内觉热、汗出，即差。"根据临床的不同需要，艾条里加入的药物处方也不相同，如雷火神针、太乙神针、百发神针等。

1. 雷火神针

　　【操作方法】操作时，在施灸部位铺上 6～7 层绵纸或布，将艾条点燃，对准穴位直按其上，稍停 1～2 秒，使热气透达深部；若艾

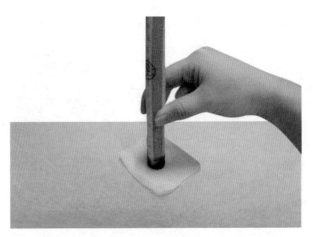

▲ 图 2-8　实按灸

火熄灭，可再点再按，每次每穴按灸 5～7 下，至皮肤红晕为度。民间常用的雷火神针药物处方有如下几种：①艾绒 30 克，乳香 3 克，没药 3 克，麝香 1.5 克，硫黄 3 克，雄黄 3 克，川乌 3 克，草乌 3 克，桃树皮 3 克（《本草纲目》）。②艾绒 60 克，乳香 9 克，麝香少许，沉香 9 克，木香 9 克，羌活 9 克，茵陈 9 克，干姜 9 克（《针灸大成》）。③艾绒 30 克，乳香 3 克，没药 3 克，麝香 1.5 克，硫黄 3 克，雄黄 3 克，川乌 3 克，草乌 3 克，桃树皮 3 克，辰砂 6 克（《种福堂公选良方》）。④艾绒 9 克，丁香 1.5 克，麝香 0.6 克（《外科正宗》卷三）。

　　【临床应用】　雷火神针的优点是灸得快，省时间，面积大，有祛风散寒、温通经络、化湿之功，临床适用于病位较深的风寒湿痹、痿证、腹痛、泄泻、哮喘、脑梗死、白细胞减少症、慢性支气管炎、胃脘痛、颈椎病、腰椎间盘突出症、扭挫伤、月经不调等病证。方以艾绒、沉香、木香、乳香、茵陈、羌活、干姜、穿山甲、麝香等为主。也适用于各种无名肿毒或属寒湿病证，或痈疽疮疡之属于阴证者，如附骨疽、流痰、流注之类，方用艾绒 9 克，丁香 1.5 克，麝香 0.6 克（《外科正宗》卷三）。

2. 太乙神针

又称太乙针灸，是使用药艾条施灸穴位以治疗疾病的一种药艾条实按灸疗法。太乙，是尊贵的意思。太乙神针对于某些顽固疾病效果明显，故称为"神针"。太乙神针是在雷火神针的基础上进一步改变药物处方而成，两者都是传统灸法的发展。

【操作方法】　分为实按法与点按法。

(1) 太乙神针通用方：艾绒 100 克，硫黄 6 克，麝香、乳香、没药、松香、桂枝、杜仲、枳壳、皂角、细辛、川芎、独活、穿山甲、雄黄、白芷、全蝎各 500 克（韩贻丰《太乙神针心法》）。

(2) 实按法：患者取坐位或卧位，将太乙神针一端点燃，在施灸部位垫上 6~7 层绵纸或棉布，把针按在布上，使热力到达皮肤深处。如患者感觉温度过高，就有可能烫伤皮肤，需要增加布垫，温度不够则功效不大，就需要减少布垫。要把温度调整到适宜才好。每穴灸 10~15 分钟，每灸 5~7 次为度。每日或隔日 1 次，10 次为 1 个疗程。

(3) 点按法：医生将艾条一端点燃，对准施术部位快速点按，像鸟雀啄食一样，一按就起，此为 1 壮，每次 3~6 壮，以不灼伤皮肤为度。注意在点灸头部时，应尽量拨开头发，使穴位充分暴露，以便操作。

【临床应用】　太乙神针具有培补元气、回阳固脱、疏通经络、调和气血、温中散寒的功效，适用于各种寒证、虚证、痛证、瘀证。对于肠胃病、风湿麻木及闪挫损伤致疾，其效果尤为明显。临床适用于感冒、头痛、咳嗽、鼻渊、哮喘、乳蛾、梅核气、腹痛、腹胀、泄泻、痢疾、胁痛、水肿、白内障、周围性面神经麻痹、脱肛、痔疾、偏瘫、疝气、带下证、月经不调、小儿消化不良等症。另外，灸气海、关元、足三里、三阴交可强身健体。某些局部疾病如关节病、肿块、麻木、疼痛等也可以在局部施灸。

三、艾绒法

（一）大灸

以萝卜片与蒜泥为隔物做大面积灸的铺灸法，能治大病、起沉疴，故名大灸。

【操作方法】 操作时在施灸部位铺上硬纸板，把制作好的萝卜蒜泥片铺满所选穴位，将做好的艾炷放在萝卜片的中央，点燃艾炷，顺序最好从上往下燃起，让艾炷自行燃尽，注意不要让灸火熄灭，随时接上艾炷，防止火力中断。患者感觉发烫时可用镊子夹起萝卜片，避免烫伤患者。灸部皮肤出现深红色时停止灸治，一般每穴灸3～5壮。

【临床应用】 大灸具有较强的温阳补虚功效，是一般灸法达不到的，可以治疗一切虚寒衰弱、久病不起的病症，适应于久病体弱、虚寒痼疾、慢性胃肠虚弱、中阳不振、元气不充，及一切虚寒衰弱、久病卧床不起者。急证、新证、热证、实证禁用。

（二）敷灸

将艾绒加适量水或药液，再加热后敷在穴区，通过湿热刺激而起到治疗作用的一种灸法。

【操作方法】 取优质纯艾绒3～5克，放在金属小盆里，用酒精灯加热，再加入适量生理盐水或药液（药液根据病证而选择），搅拌均匀，继续加热。1～2 分钟后用手取出艾绒，挤压艾绒到不滴水、不烫手的时候，放在选定的穴区皮肤上，用胶布固定，12～24 小时后取下。

【临床应用】　适用于治疗流行性腹泻、胃痛、腹痛、急慢性扭挫伤等。

【注意事项】　加热艾绒时，火不能过大，以免把艾绒烧焦，敷贴穴区时，艾绒内所含水分不可过多，否则胶布不容易固定；对艾叶过敏者不能使用敷灸。

（三）长蛇灸

又称铺灸、督灸、蒜泥铺灸。施灸时沿脊柱铺敷药物，形如长蛇，故名长蛇灸。

【操作方法】　常规消毒后，在督脉大椎至腰俞部位涂上蒜汁，并均匀撒上药粉 1～1.8 克（药粉按麝香粉 50%，斑蝥粉 20%，丁香粉、肉桂粉各 15% 的比例，混合均匀），药粉上再铺上 2 寸宽、5 分厚的蒜泥，周围用绵纸围住。用手将艾绒捏紧后放在蒜泥中间，铺上 3 厘米宽、2.5 厘米高的艾绒，下宽上尖，形成截面是等腰三角形的长蛇形艾炷。然后点燃艾炷头、身、尾 3 处，让艾炷自然燃烧，为 1 壮。等到艾炷燃尽，再铺艾炷施灸，一般灸 2～3 壮或直到患者自觉口中有蒜味时停灸。灸后皮肤出现深色潮红，让其自然出水疱，嘱患者不要自行弄破，并防止感染。到第 3 天，用消毒针刺破水疱放出水疱液，覆盖一层消毒纱布。每隔 1 天涂 1 次龙胆紫药水，直到结痂脱落愈合，一般不留瘢痕。治疗时间一般为三伏天，每年 1 次。灸后调养 1 个月。

【临床应用】　具有温补肾阳、强壮真元、调和阴阳、温通气血、消肿拔毒、止痛发散的作用，适用于虚寒性的慢性疾病。目前临床上用于治疗慢性支气管炎、支气管哮喘、顽固性哮喘、便秘、慢性肝炎、慢性胃炎、慢性肠炎、慢性腹泻、神经衰弱、腹中积块、肺痨、类风湿关节炎、风湿性关节炎、慢性腰肌劳损、强直性脊柱炎、增生性脊柱炎等症。还可用于面黄肌瘦、体虚乏力、消化不良、胃脘疼痛、血压偏低、表虚自汗、寒凝痛经、月经不调、四肢不温，儿童食欲不振、发育迟缓、抵抗力差、经常感冒，以及痈、疽、疮、疖、蛇蝎毒虫所伤等病症。

四、其他灸法

（一）灯火灸

用灯心草蘸油点燃后，迅速放在耳穴、腧穴或病变部位，以治疗疾病的一种灸法，属直接灸。

【操作方法】将灯心草一端浸入植物油内，术者用拇食指捏住灯心草上 1 厘米处，将火点燃，待火焰略变大，立即垂直触点穴位，此时发出一声"啪"的爆淬声，一般每穴每次淬一次即可，个别可视病情淬 2～5 次，即淬成"∴"形或"：："形。

（二）天灸

选用对皮肤有刺激性的药物敷贴于穴位或患部，使局部充血并起疱的疗法。又称为药物发疱灸、腧穴敷贴法、自灸或冷灸。

【操作方法】将选定的药物敷在确定的穴位或部位上。用消毒纱布包扎，以胶布固定敷药，防止药物滑脱。敷药后数小时，敷药部位发热、有少许疼痛，随着时间推移，病人会觉得局部有灼痛感、蚁行感，皮肤潮红，当灼痛感极强时，将所敷的药取下，将小疱用消毒纱布包扎好，避免感染。6～12 小时后，伤处皮肤逐渐起疱，水疱会逐渐变大，待水疱内液体充盈、胀满时，常规消毒，用消毒针头刺破水疱底部侧面，抽出水疱里面的白色液体。

（三）蒜泥灸

药物发疱灸之一，是将大蒜捣烂如泥，敷贴穴位上使之发疱的一种外治方法。

【操作方法】 取适量大蒜（最好是紫皮蒜），捣成泥状。也可根据病证的需要，在蒜泥中加入其他中药研成的细末，调匀。把要敷贴的穴位或患处用 75% 酒精消毒。取 3～5 克蒜泥敷贴在患处，用消毒敷料固定。每次敷灸时间为 1～3 小时，以局部皮肤发痒、发热及起疱疼痛为度。

（四）白芥子灸

用白芥子研成细末，加水调和后外敷有关穴位上，使局部皮肤发热乃至起疱从而治疗相关疾病。

【操作方法】 将白芥子研成细末，用醋调成糊膏状。每次取 5～10 克敷贴在穴位上，用油纸覆盖后，再用胶布固定；或将白芥子末 1 克，放在直径约 5 厘米的圆形胶布中央，直接敷贴在穴位上，敷灸 2～4 小时，以局部充血、潮红或皮肤起疱为度。

五、温针灸法

温针灸是针刺与艾灸结合应用的一种方法，适用于既需要留针而又适宜艾灸的病症。

【操作方法】 将针刺入腧穴得气后并给予适当补泻手法而留针时，将纯净细软的艾绒捏在针尾上，或用艾条一段长1~2厘米，插在针柄上，点燃施灸。无论艾绒、艾条段，都要距离皮肤2~3厘米，再从下面点燃施灸，此法是一种简单易行的针灸并用方法，值得推广（图2-9）。

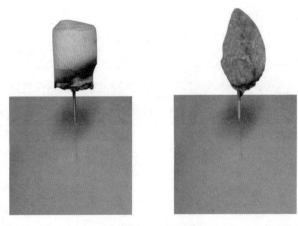

▲ 图2-9　温针灸

六、温灸器灸法

温灸器是专门用于施灸的器具，用温灸器施灸的方法称为温灸器灸。目前临床常用的温灸器，有灸架、灸筒、灸盒等。

（一）温灸架灸

采用特制的温灸架进行温灸，具有作用集中、稳定持久、温度均衡、随意调节、施灸时间可控等优点，所以容易激发灸感（图 2-10）。

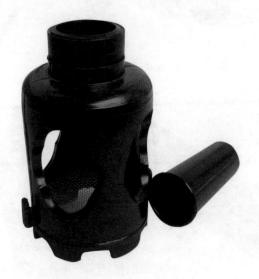

▲ 图 2-10　温灸架

（二）温筒器灸

因我国早期的温灸器多制作成圆筒状而得名。温筒器灸比艾条灸更加方便灵活，不受部位限制，艾灰也不容易脱落，十分安全（图 2-11）。

（三）温盒灸法

用特制的盒形木制灸具，内装艾条并把温灸盒固定在一个部位进行施灸的一种灸器灸法。适用于背部和腹部的穴位，具有多经多穴同治、火力足、施灸面广、作用强、安全方便等优点（图 2-12）。

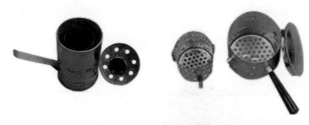

▲ 图2-11 温灸筒

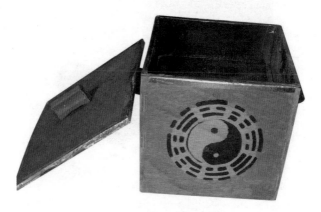

▲ 图2-12 温灸盒

七、艾灸法的操作

灸法的规范操作与其疗效有着密切的关系，因此要准确掌握灸法的具体操作方法。灸法的操作包括选穴原则、体位的选择、施灸顺序、灸量的控制、补泻方法和灸后调护等内容。

（一）选穴原则

选穴原则是灸法操作的重要内容，包括局部取穴、循经取穴、辨证取穴、对症取穴、根据病理反应取穴和经验取穴等方法。

1. 循经取穴

循经取穴是以经络理论为依据的取穴方法。某一经络或脏腑患病，就选该经脉或所病脏腑本经腧穴施灸。原理是"经脉所过，主治所及"。也可取表里经、同名经或其他经脉的腧穴配合使用。例如：胃痛灸足三里，心绞痛灸内关，都是在所病脏腑、经脉本经取穴。脾虚泄泻灸公孙、足三里穴，则是表里经配合取穴的范例。其作用不外是激起经气流行，使气至病所，起到调整全身的功能，进而促进平衡状态的恢复。

2. 局部取穴

局部取穴是根据每一腧穴都能治疗所在部位的局部或邻近部位的病症这一特性，即"腧穴所在，主治所在"，选取病症局部或邻近的腧穴施灸。由艾灸直接作用于患部，是以调整局部功能为主、提高全身功能为辅的一种取穴法，凡与患病器官邻近的各穴均具有区域性的就近治疗作用。如胃痛灸中脘、梁门；胸痛灸膻中、中府。局部取穴还包括在体表可见的病损部位选阿是穴或其他刺激点、刺激面施灸。如关节肿痛在局部寻找压痛点施灸；风湿结节、压疮、神经性皮炎等，在其表面施灸；指（趾）头炎熏灸患处等都是按局部取穴原理施灸。

3. 随证取穴

随证取穴也称为对证取穴或辨证取穴，其根据中医理论和腧穴的特殊功效提出，与循经取穴和局部取穴有所不同。循经取穴和局部取穴是以病痛部位为依据选穴施治。但对一些全身性证候，如虚脱、发热、癫狂等并不能完全概括，可采用临床常用的、疗效肯定的一些穴位对证处理，对患者进行及时抢救和治疗。如虚脱者急灸百会、气海、关元，或神阙穴隔盐灸，以温阳益气固脱；癫狂者灸少商、隐白穴醒脑开窍；急性腮腺炎患儿点灸角孙穴泻热消肿；胎位不正灸至阴穴转胎等，都属对证取穴范畴。根据《难经》提出的"腑会太仓，脏会季肋，筋会阳陵，髓会绝骨，血会膈俞，骨会大杼，脉会太渊，气会膻中"理论，说明这些腧穴与某一方面病症有密切关系，临床也可作为对证选穴的依据。例如血虚或慢性出血患者灸膈俞，筋病灸阳陵泉，无脉症灸太渊等。

4. 临床经验穴

百会与肾俞同取，可举陷升阳，而治遗尿久泄；风池与阳陵同取，可降逆疏风、立即降低血压；肩井消瘰疬如神；悬钟止鼻血立效；肾俞与气海并用，可固本培元；三里与中脘可宽中和胃；口苦取胆俞与阳陵；口甜取脾俞与阴陵；盗汗取阴郄；疔肿取灵台。这些都是前人的经验积累，并需要结合平时的实践，有所补充和验证而来的。如此等等，不一而足，用时方可手到拈来。

5. 天人相应穴

人的生理活动，时刻与自然界的各种变化息息相通，天人合一，这是中医学的重要内容之一。在针灸临床上不论是局部与就近取穴，或是循经取穴，总是以病人为主体，而周围的外界环境，未曾统一考虑。在"子午流注""移光定位"与"脏气法时"这几种取穴法当中，则是以天人相应的理论为指导，以顺阴阳而调气血为主体，把人体与自然界的变化规律统一对待。

6. 病理反应穴

有诸内必然形诸外，故内脏病变常在体表的某些特定部位出现某些病理反应物与病理现象。即或是在体表的病变，也能在其附近或远隔部位出现某种反应，如局部皮肤出现红斑、红点、黑点，局部皮肤凸起或凹陷，或按压体表指下有空虚、硬结、条索状物或压痛等感觉。在急性炎症时，以小红点最为多见，以压痛反应最为重要。另外，还有热敏点反应，也应注意选用。

（二）体位的选择

施灸前必须调整好体位再取穴，取穴的准确与否直接影响灸疗的效果。一般来讲，仰卧位适用于胸腹部的腧穴，俯卧位适用于腰背部的腧穴，侧卧位适用于身体侧面的腧穴，仰靠坐位适用于前额、颜面、颈前和上胸部的腧穴，俯伏坐位适用于取头顶、后枕、项背部的腧穴，侧伏坐位适用于头颞、面颊、颈侧、耳部的腧穴。无论采取任何姿势，患者均应舒适自然、肌肉放松，施灸部位需明显暴露，使艾炷及其他各种温灸器放置平稳，燃烧时火力集中，热力易于深透肌肉。总之，患者要选择合适的体位，便于医生准确取穴、规范操作，完成灸治全过程。

（三）施灸顺序

施灸顺序一般宜先灸上部，后灸下部；先背部，后腹部；先头部，后四肢；先灸阳经，后灸阴经；先少后多。正如《备急千金要方》所说："凡灸法先发于上，后发于下；先发于阳，后发于阴。"《小儿明堂灸经》载有："先灸上，后灸下；先灸少，后灸多。"但在特殊情况下，也可酌情灵活运用，不可拘泥定法。

（四）灸量的控制

灸法是一种温热刺激，要达到一定的温热程度即刺激强度，才能有防治疾病的效果。施灸刺激强度与灸量有关。

灸量即施灸的数量，包括艾炷大小，施灸壮数与次数，施灸时间的长短等。施灸数量，原则上要足，火足气至，适度而止。灸量不足，火候不到，就达不到治疗目的。正如《医宗金鉴·刺灸心法要诀》所说："凡灸诸病，必火足气到，始能求愈。"除了灸量充足而适度之外，还应根据患者的体质与年龄、施灸部位、施灸方法、病情病位等因素综合确定灸量。

对于艾炷、壮数，一般来说炷小、火势小、壮数少则量小，炷大、吹势大、壮数多则量大。艾条灸、温灸器灸则以时间计算，太乙神针、雷火神针是以熨灸的次数计算。

对于体质和年龄，一般青壮年、男性，初病、体实者，宜大炷、多壮；妇女、儿童、老人，久病、体虚者，宜小炷、少壮，须坚持日久。《外台秘要》："凡灸有生、熟，候人盛衰及老少也。衰老者少灸，盛壮强实者多灸。"生即少灸，熟即多灸。

对于施灸部位而言，头面、胸背，艾炷不宜大而多；腰背腹部，肌肉丰厚处，可用大炷、多壮。四肢末端，皮肉浅薄而多筋骨处宜少灸。如《备急千金要方》云："头面目咽，灸之最欲生少；手臂四肢，灸之则须小熟，亦不宜多；胸背腹灸之尤宜大熟，其腰脊欲须生少"。实验也发现，肌肉浅薄之处的大椎、至阴穴，少灸则转胎效果佳，多灸之后效反差。

对于施灸方法，以艾炷灸为例，艾炷直接灸时，可用小炷、中炷；间接灸则用中炷、大炷。

根据病情病位定灸量。沉寒痼冷、元气将脱者，需扶助阳气、温寒解凝，非大炷多壮不能奏效。如《备急千金要方》言"凡言壮数者，若丁壮遇病根深笃，可倍多于方数。"另外，如灸治急症，多数医家主张壮数宜多，在众多著述中，灸"五十壮""百壮""二三百壮""五百壮""七八百壮"等描述随处可见。《扁鹊心书》言："大病宜灸脐下五百壮。"《西方子明堂灸经》指出脐中穴："主泄利不止……灸百壮。"但也有医家持不同意见，如《千金要方》认为施灸壮数应以身体部位来定，"苦卒暴百病……灸头面四肢宜多，灸腹背宜少，其多不过五十，其少不减三五七九壮。"《类经图翼》则认为应以却病为度，"故灸者必令火气直达毒处，不可拘定壮数。"对于病位而言，病在浅表、灸量可小；在内则灸量宜大。痈疽阴疮虽发于体表，但病根在内，故灸量亦须大。

灸量还与疗程相关。疗程长、灸量大，用于慢性病；疗程短、灸量小，多用于急性病。一般来说，施灸疗程可按下图中操作（图 2–13）。

施灸疗程 { 急性病疗程短，每天可灸 2～3 次
慢性病疗程长，可每天灸 1 次，或 2～3 天灸 1 次
初诊时每天灸 1 次，病情好转后可 2～3 天灸 1 次

图 2–13　施灸疗程

（五）补泻方法

灸法补泻指根据不同证候，合理选择不同的灸治方法，以达到补虚泻实的目的。虚者灸之，正气得扶；实者灸之，邪气得除。虚证用热灸，有扶阳济阴、补中益气、温经散寒的作用；而实证用冷灸、冰灸，则有清热解毒、消肿散瘀，退热止痛的功效。明代李梴在《医学入门》中说："虚者灸之，使火气以助元阳也；实者灸之，

使实邪随火气而发散也；寒者灸之，使其气之复温也；热者灸之，引郁热之气外发，火就燥之义也。"艾炷灸的补泻关键在于操作上的徐疾、艾火的大小、艾炷的多少。艾条灸补法多采用刺激性较弱的灸法，艾条灸泻法则采用刺激性较强的灸疗，使患者产生强烈的温热刺激。《灵枢》指出："以火补者，毋吹其火，须自灭也；以火泻之，疾吹其火，传其艾，须其火灭也。"《针灸大成》也载："以火补者，毋吹其火，须待自灭，即按其穴。以火泻者，速吹其火，开其穴也。"

(1) 艾炷灸补法：点燃艾炷后，不吹艾火，待其徐燃自灭，火力微而温和，时间较长，施灸壮数较多，艾炷大，灸治完毕后用手按压施灸穴位，谓之真气聚而不散，可使火力徐之缓进，发挥温通经脉、驱散寒邪、扶阳益气、行气活血、强壮功能的温补作用。

(2) 艾炷灸泻法：点燃艾炷后，速吹旺其火，火力较猛，快燃快灭，当患者感觉局部烧灼发烫时，即迅速更换艾炷再灸，灸治时间较短，壮数较少，艾炷小，施灸完毕不按其穴，开其穴可使火毒邪热由肌表而散，从而达到引热外出的目的。

(3) 艾条灸的补法：用艾条温和灸或回旋灸，每穴每次灸3～5分钟，补法可起到促进生理功能、解除过度抑制、引起兴奋的作用。

(4) 艾条灸的泻法：用艾条雀啄灸，每穴每次灸5～7分钟，60～100下，并可根据病情适当延长时间或增加灸的强度，泻法可起到镇静、缓解异常兴奋、促进抑制等作用。

另外，施补法时，艾条宜小而细；泻法时，艾条宜大而粗。

（六）灸疮的处理和灸后调护

灸治后局部组织因灼伤而产生无菌性化脓现象，称为灸疮。灸毕，擦尽灰烬，在灸穴上敷贴淡膏药，每天换贴1次，或用敷料覆盖，5～7天后灸穴处逐渐出现无菌性化脓现象，有少量分泌物，30～40天灸疮结痂脱落，局部留有瘢痕。

如灸疮干燥，无分泌物渗出，古人称之为"灸疮不发"，往往不易收效。可多吃一些营养丰富的食物，或服补气养血药物，促使灸疮的正常透发，也可在原处用艾炷灸数壮，促使灸疮发作，以提高疗效。由于化脓灸耗伤精血较多，故古人对灸后的调养颇为注意。《针灸大成》记载："灸后不可就饮茶，恐解火气；及食，恐滞经气，须少停一二时，即宜入室静卧，远人事，远色欲，平心定气，凡百俱要宽解。尤忌大怒、大劳、大饥、大饱、受热、冒寒。至于生冷瓜果，亦宜忌之。唯食茹淡养胃之物，使气血通流，艾火逐出病气。若过厚毒味，酗醉，致生痰涎，阻滞病气矣。鲜鱼鸡羊，虽能发火，止可施于初灸十数日之内，不可加于半月之后。"

（七）注意事项

灸疗方法虽然简便，但在临床应用时，尚须注意以下几点，以保证其安全有效。

(1) 施灸前根据患者的体质、病情，选用合适的灸疗方法，并取得患者的合作。

(2) 施艾炷直接灸时，应用75%酒精棉球消毒，面积要大些，以防灸后皮肤破溃，继发感染。正常的瘢痕灸，脓色较淡，多为白色，若感染细菌而化脓，则脓色黄绿，应外用消炎药膏、玉红膏等。无瘢痕灸者局部出现水疱，若水疱不大，可用敷料覆盖，并嘱患者不要抓挠，一般数日后即可吸收自愈，若水疱过大，宜用消毒针具引出水疱内液，外用敷料覆盖，数日内即可痊愈。

(3) 腰部、腹部施灸壮数可多，胸部、四肢施灸壮数宜少，头颈部更少。青壮年施灸，壮数可多，时间可长，老人、小儿施灸，壮数应少，时间宜短。颜面部、心区、大血管及关节处不可用瘢痕灸，孕妇的腹部和腰骶部不宜施灸。昏迷、局部感觉迟钝或消失者，勿灸过量。

(4) 施灸过程中，如发生头晕、恶心、大汗淋漓等现象，称为晕灸。一旦发生晕灸，要立即停灸，并嘱患者静卧。

(5) 施灸时防止艾火脱落灼伤皮肤、衣服和被褥，治疗结束后必须熄灭艾绒，以防复燃。

(6) 施用化脓灸后，在化脓期或灸后起疱破溃期，均应忌酒、鱼腥及刺激性食物。

第3章 呼吸系统疾病

一、急性上呼吸道感染

（一）概述

急性上呼吸道感染，简称上感，指鼻腔、咽或喉部急性炎症。普通感冒是上感的最常见类型，主要表现为喷嚏、鼻塞、流清水样鼻涕、咽干、咽痒、咳嗽，2～3 天后鼻涕变稠，可伴咽痛、头痛、流泪、味觉迟钝、呼吸不畅、声嘶等，有时由于咽鼓管炎致听力减退，严重者有发热、轻度畏寒和头痛等。一般上感病情较轻、病程短，经 5～7 天痊愈，预后良好。

急性上呼吸道感染相当于中医学"感冒"范畴。

（二）病因病机

中医学认为感冒是感受触冒风邪，邪犯卫表而导致的常见外感疾病。感冒的发生主要是由于素体虚弱，或气候骤变时，人体抵御外邪的能力降低，六淫、时邪乘虚而入，邪犯肺卫，致卫表不和，肺气不利，引起一系列肺卫症状。

（三）证候表现及灸法治疗

中医将感冒分为风寒感冒、风热感冒、暑湿感冒，以及气虚感冒、阴虚感冒等证型。灸法治疗主要用于风寒感冒、暑湿感冒及气虚感冒。

1. 风寒感冒

【症见】 恶寒，发热，无汗，肢节酸痛，头痛，喷嚏，鼻塞流清涕，咽痒微咳，咳痰稀薄色白，口不渴或渴喜热饮，苔薄白，脉浮紧。

【治则】 疏风宣肺，解表散寒。

【取穴】 大椎、风门、肺俞（图3-1至图3-3）。

大椎：第七颈椎与第一胸椎棘突间正中处，低头时明显。

风门：第二胸椎棘突下，旁开1.5寸。

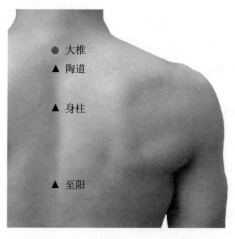

▲ 图3-1　大椎

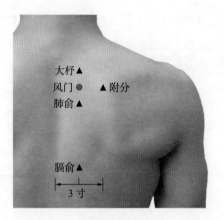

▲ 图 3-2 风门

肺俞：第三胸椎棘突下，旁开 1.5 寸。

【灸法】 隔姜灸或艾条温和灸均可。隔姜灸取生姜的辛温发散之力，每穴各灸 5~7 壮，若艾条温和灸，每穴灸 20 分钟，每日灸 2 次，连续灸 3 天。

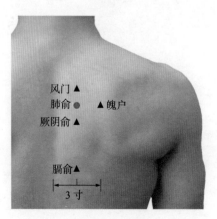

▲ 图 3-3 肺俞

【配穴】 肢节酸疼者加大杼，隔姜灸或艾条温和灸均可，方法同上。鼻塞者加迎香，艾条温和灸，灸5分钟左右，鼻窍通气即止，注意不要烫伤面部皮肤。

2.暑湿感冒

【症见】 身热，微恶风，汗少，肢体酸重或疼痛，头昏沉重胀痛，咳嗽痰黏，鼻流浊涕，心烦口渴，或口中黏腻，渴不多饮，胸闷脘痞，泛恶，腹胀，大便溏，小便短赤，舌苔薄黄而腻，脉濡数。

【治则】 清利暑湿。

【取穴】 阴陵泉、足三里、曲泽、委中（图3-4至图3-7）。

阴陵泉：胫骨内侧髁下缘凹陷中。

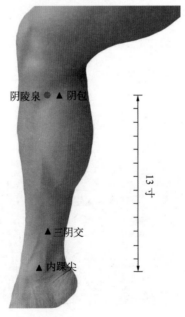

阴陵泉 ● ▲ 阴包

13寸

▲ 三阴交

▲ 内踝尖

▲ 图3-4 阴陵泉

足三里：犊鼻穴下 3 寸，胫骨前嵴外一横指处。

曲泽：肘横纹中，肱二头肌腱尺侧。

委中：腘窝横纹中点。

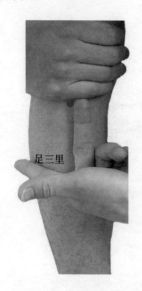

足三里

▲ 图 3-5　足三里

【灸法】 用艾条温和灸足三里、阴陵泉，功擅健脾除湿，二选一；曲泽、委中为夏月暑湿感冒常用穴，二选一，每穴 10~15 分钟，至局部皮肤潮红、自觉有温热感即可。

3. 气虚感冒

【症见】 恶寒发热，无汗，头痛身楚，咳嗽，痰白，咯痰无力，平素神疲体弱，气短懒言，反复感冒，舌淡苔白，脉浮而无力。

【治则】 益气固表。

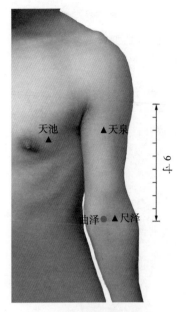

天池 ▲　　　▲天泉

9寸

曲泽● ▲尺泽

▲ 图3-6　曲泽

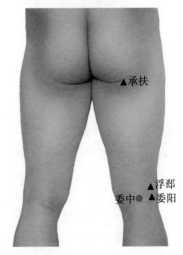

▲承扶

▲浮郄
委中● ▲委阳

▲ 图3-7　委中

【取穴】　风门、肺俞、足三里（图 3-8 至图 3-10）。

风门：第二胸椎棘突下，旁开 1.5 寸。

肺俞：第三胸椎棘突下，旁开 1.5 寸。

足三里：犊鼻穴下 3 寸，胫骨前嵴外一横指处。

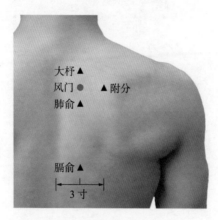

▲ 图 3-8　风门

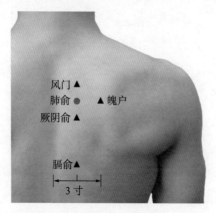

▲ 图 3-9　肺俞

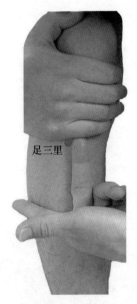

足三里

▲ 图3-10　足三里

【灸法】　采用艾条温和灸，每日早晚各1次，每穴灸15～20分钟，2周为1个疗程。感冒愈后，平素每晚睡前灸1次，每穴灸15～20分钟，意在健脾益气固表。

【配穴】　正气虚，卫表不固，经常大汗淋漓者，加复溜、合谷，复溜用艾条温和灸，每日早晚各1次，每次灸15～20分钟，合谷用中艾炷无瘢痕灸，5～7壮，每日早晚各1次，2周为1个疗程。

　　小贴士
　　经常容易感冒的患者平时需要注意避免受凉、淋雨和过度劳累等，还应坚持规律、适当的运动。

灸法对气虚感冒、风寒感冒、暑湿感冒疗效好，而风热感冒、阴虚感冒一般不首选灸法，可取大椎、曲池、尺泽、外关、合谷、鱼际、少商、耳尖等穴，选毫针刺法、刺络拔罐、耳针放血、三棱针点刺出血、皮肤针叩刺等方法。

二、慢性支气管炎

（一）概述

慢性支气管炎，是指气管、支气管黏膜及其周围组织的慢性非特异性炎症，临床上以慢性反复发作的咳嗽、咳痰或伴喘息为主要症状，病情缓缓进展，常并发阻塞性肺气肿，甚至肺动脉高压、肺源性心脏病。

慢性支气管炎属中医学"咳嗽"范畴。

（二）病因病机

中医学认为咳嗽是指肺失宣降，肺气上逆作声，咯吐痰液而言，为肺系疾病的主要症候之一。咳嗽的病因有外感、内伤两大类。外感咳嗽为六淫外邪侵袭肺系；内伤咳嗽为脏腑功能失调，内邪干肺。不论邪从外入，或自内而发，均可引起肺失宣肃，肺气上逆作咳。

（三）证候表现及灸法治疗

咳嗽可分为外感咳嗽和内伤咳嗽两大类。外感咳嗽包括风寒袭肺、风热犯肺、风燥伤肺等证型；内伤咳嗽包括痰湿蕴肺、痰热郁肺、肝火犯肺、肺阴亏耗等证型。

1. 风寒袭肺证

【症见】 咳嗽声重，气急，咽痒，咳痰稀薄色白，常伴鼻塞，流清涕，头痛，肢体酸楚，或见恶寒发热，无汗等症，舌苔薄白，脉浮紧。

【治则】 疏风散寒，宣肺止咳。

【取穴】 肺俞、中府、列缺、太渊、风门（图 3-11 至图 3-15）。

肺俞：第三胸椎棘突下，旁开 1.5 寸。

中府：胸前臂外上方，前正中线旁开 6 寸，平第一肋间隙。

列缺：桡骨茎突上，腕横纹上 1.5 寸，当肱桡肌腱与拇长展肌腱之间。简便取穴法：两手虎口交叉，一手食指按在另一手桡骨茎突上，食指尖附着的凹陷处是穴。

太渊：在腕横纹上，桡动脉桡侧凹陷处。

风门：第二胸椎棘突下，旁开 1.5 寸。

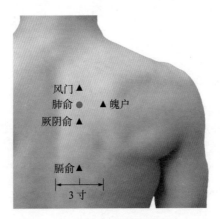

▲ 图 3-11　肺俞

【灸法】 以背部腧穴为主，每次选用 2～3 个穴位，中艾炷隔姜

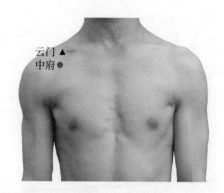

▲ 图 3-12 中府

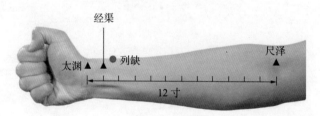

▲ 图 3-13 列缺

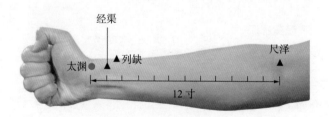

▲ 图 3-14 太渊

灸，每穴每次灸 7 壮，每日灸治 1 次，重症每日灸治 2 次，病愈即止。

【配穴】 鼻塞、流清涕者，加迎香，艾条温和灸，灸 5 分钟左右，鼻窍通气即止，注意灸治距离不要太近，以免烫伤面部皮肤。

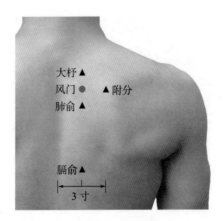

大杼▲
风门●   ▲附分
肺俞▲

膈俞▲
|← 3寸 →|

▲ 图3-15   风门

若恶寒发热、无汗、头痛、肢体酸楚，表证明显者，加合谷疏风散寒，中艾炷隔姜灸，灸7壮。咳嗽、咳痰，伴喘息者，加定喘、天突、膻中等降气平喘穴，一般取定喘、肺俞穴，与定喘、脾俞穴交替使用，用白芥子灸，三伏贴用，效果更好，如果贴后热辣、烧灼感明显，可提前揭掉，以防烧伤皮肤。

2. 痰湿蕴肺证

【症见】 咳嗽反复发作，咳声重浊，痰多，因痰而嗽，痰出咳平，痰稠黏腻色白或带灰色，每于早晨或食后咳甚痰多，进甘甜油腻食物加重，胸闷脘痞，呕恶食少，体倦，大便时溏，舌苔白腻，脉濡滑。

【治则】 燥湿化痰，理气止咳。

【取穴】 肺俞、脾俞、丰隆、阴陵泉、足三里（图3-16至图3-20）。

肺俞：第三胸椎棘突下，旁开1.5寸。

脾俞：第十一胸椎棘突下，旁开 1.5 寸。

丰隆：小腿前外侧，外膝眼与外侧踝尖连线的中点。

阴陵泉：胫骨内侧髁下缘凹陷中。

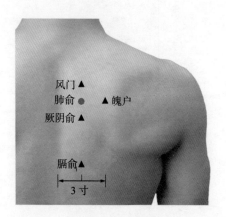

▲ 图 3-16　肺俞

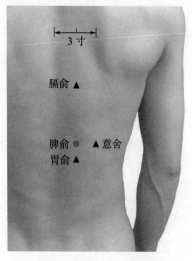

▲ 图 3-17　脾俞

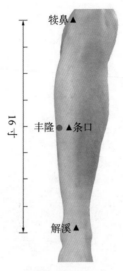

▲ 图3-18 丰隆

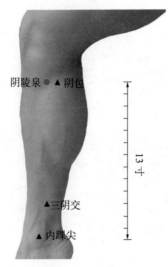

▲ 图3-19 阴陵泉

足三里：犊鼻穴下 3 寸，胫骨前嵴外一横指处。

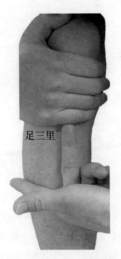

足三里

▲ 图 3-20　足三里

【灸法】 为方便起见，可取 2 个背部腧穴，肺俞、脾俞有宣肺化痰的作用，或选 2 个下肢穴位，足三里、丰隆、阴陵泉有健脾化痰除湿的功效。背部穴位用白芥子灸，下肢穴位用中艾炷隔姜灸，灸 7 壮即可，每日或隔日 1 次，7～10 次为 1 个疗程。

【配穴】 胸闷脘痞重者，加内关、膻中，宽胸理气，隔姜灸或艾条温和灸均可。

小贴士

　　患者应戒烟，避免烟雾及粉尘、刺激性气体对呼吸道的影响；加强锻炼，增强体质，提高抗病能力；在气候突变时及寒冷季节，应注意保暖，预防感冒。

风热犯肺、风燥伤肺、痰热郁肺、肝火犯肺、肺阴亏耗等证型不宜首选灸法，尤其是痰热郁肺、风燥伤肺、肺阴亏耗等证型，可取大椎、尺泽、曲池、合谷、鱼际、少商、耳尖等穴，采用三棱针、皮肤针放血，或刺络拔罐。

三、支气管哮喘

（一）概述

支气管哮喘简称哮喘，是由多种细胞（如嗜酸性粒细胞、肥大细胞、T淋巴细胞、中性粒细胞、气道上皮细胞等）和细胞组分参与的气道慢性炎症性疾病。这种慢性炎症与气道高反应性相关，通常出现广泛多变的可逆性气流受限，临床表现为反复发作的喘息、气急、胸闷或咳嗽等症状，常在夜间和（或）清晨发作、加剧，多数患者可自行缓解或经治疗缓解。

支气管哮喘属中医学"哮病"范畴。

（二）病因病机

中医学认为哮病是一种发作性的痰鸣气喘疾患。由于痰伏于肺，每因外邪侵袭、饮食不当、情志刺激、体虚劳倦等诱因引动而触发哮病，以致痰随气升，气因痰阻，相互搏结，壅塞气道，肺管狭窄，通畅不利，肺气宣降失常，而出现痰鸣如吼，气息喘促。

（三）证候表现及灸法治疗

哮病临床分为发作期和缓解期。发作期可分为冷哮、热哮、寒包热哮、风痰哮、虚哮等证型；缓解期可分为肺脾气虚、肺肾两虚等证型。

哮喘发作期的治疗，除吸氧外，主要是通过雾化吸入、静脉滴注或口服等途径给予支气管舒张剂、抗炎药、激素等。灸法多用于缓解期，目的是控制症状，减少发作，提高生活质量，防止哮喘病情的加重和恶化。

1. 肺脾气虚证

【症见】 气短声低，喉中有轻度哮鸣，痰多质稀，色白，自汗，怕风，常易感冒，倦怠无力，食少便溏，舌质淡，苔白，脉细弱。

【治则】 健脾益气，补土生金。

【取穴】 脾俞、肺俞、气海、足三里、天突、膻中、定喘、丰隆（图 3-21 至图 3-28）。

脾俞：第十一胸椎棘突下，旁开 1.5 寸。

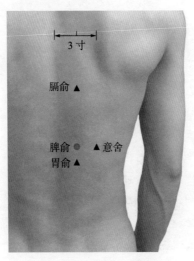

▲ 图 3-21 脾俞

肺俞：第三胸椎棘突下，旁开 1.5 寸。

气海：前正中线，脐下 1.5 寸。

足三里：犊鼻穴下 3 寸，胫骨前嵴外一横指处。

天突：在颈部，当前正中线上，胸骨上窝中央。

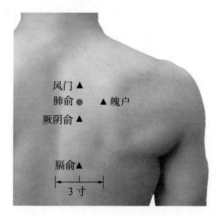

▲ 图 3-22　肺俞

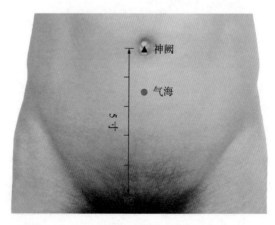

▲ 图 3-23　气海

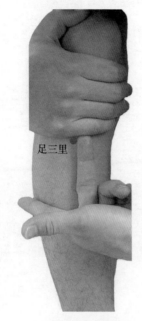

▲ 图 3-24　足三里

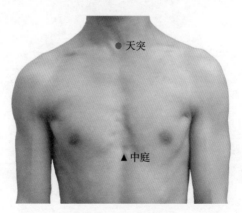

▲ 图 3-25　天突

膻中：在胸骨上，当两乳头中间取穴。

定喘：第七颈椎棘突处，旁开 0.5～1 寸处。

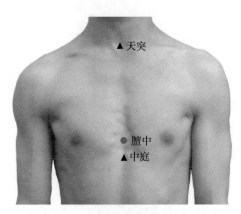

▲ 图3-26　膻中

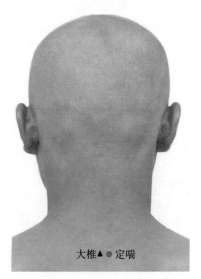

▲ 图3-27　定喘

丰隆：小腿前外侧，外膝眼与外侧踝尖连线的中点。

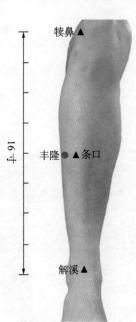

牍鼻▲

丰隆● ▲条口

19 寸

解溪▲

▲ 图3-28　丰隆

【灸法】 脾俞、肺俞、气海、足三里等穴有健脾益气作用，选2穴，用白芥子丸贴敷穴位。糖尿病患者改用艾条温和灸，10～20分钟，每日1次，10次为1个疗程。天突、膻中、定喘、丰隆有降气平喘化痰的作用，选2穴，方法同上。

2. **肺肾阳虚证**

【症见】 短气息促，动则为甚，吸气不利，咳痰质黏起沫，头晕耳鸣，腰酸腿软，心慌，不耐劳累。或畏寒肢冷，面色苍白，舌胖苔白，脉沉细；或五心烦热，颧红，口干，舌红少苔，脉细数。

【治则】 温补肺肾。

【取穴】 肾俞、命门、关元、膏肓、肺俞、天突、膻中、定喘（图 3-29 至图 3-36）。

肾俞：第二腰椎棘突下，旁开 1.5 寸。

命门：第二、三腰椎棘突之间。

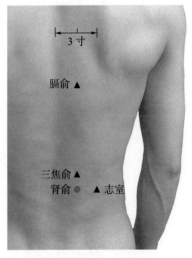

▲ 图 3-29　肾俞

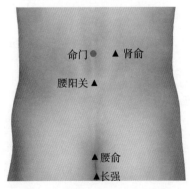

▲ 图 3-30　命门

关元：前正中线，脐下 3 寸。

膏肓：在背部，当第 4 胸椎棘突下，旁开 3 寸。

肺俞：第三胸椎棘突下，旁开 1.5 寸。

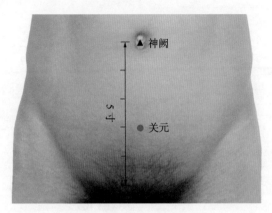

▲ 图 3-31　关元

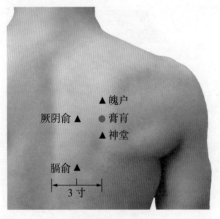

▲ 图 3-32　膏肓

天突：在颈部，当前正中线上，胸骨上窝中央。

膻中：在胸骨上，当两乳头中间取穴。

定喘：第七颈椎棘突处，旁开 0.5～1 寸处。

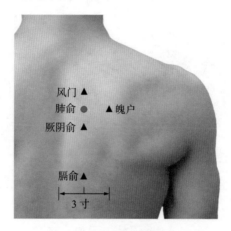

▲ 图3-33　肺俞

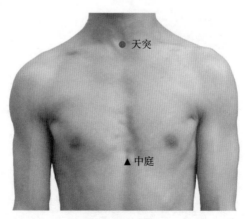

▲ 图3-34　天突

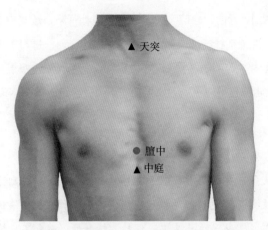

▲ 图 3-35　膻中

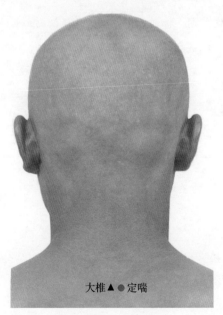

▲ 图 3-36　定喘

【灸法】 肾俞、命门、关元、膏肓温补肾阳，选其中 2 穴即可，用隔附子饼灸 7 壮，或艾条温和灸 10～20 分钟，每日 1 次。肺俞、天突、膻中、定喘长于降肺气，选 2 穴，用小艾炷瘢痕灸，7～14 壮，注意要精心护理灸疮，如果护理不当，会造成继发感染。

小贴士

支气管哮喘患者应随身常备哮喘气雾剂，以控制哮喘的突然发作。避免接触过敏原，减少哮喘发作；饮食清淡，忌肥甘厚味，防治生痰生火；保持心情舒畅，避免不良情绪的影响；劳逸适度，防止过度疲劳；加强体育锻炼，提高机体抵抗力。

哮喘发作期，特别是出现喘脱危证，应立刻采用中西医结合治疗。缓解期的治疗，临床多采用艾法，传统的"三伏贴"近年开始流行，不失为防治哮喘的有效治疗方法。

第4章 心血管系统疾病

一、心律失常

（一）概述

心律失常是指心脏冲动的频率、节律、起源部位、传导速度或激动次序的异常。按其发生原理，可区分为冲动形成异常和冲动传导异常两大类。多种疾病都可有心律失常，如窦性心动过速、窦性心动过缓、房性期前收缩、心房颤动、心房扑动、房室传导阻滞、病态窦房结综合征、预激综合征、心功能不全、心肌炎、一部分神经官能症等。

心律失常相当于中医学"心悸"范畴。

（二）病因病机

心悸多因体质虚弱、饮食劳倦、情志所伤、感受外邪及药食不当等原因，导致气血阴阳亏损、心神失养、心主不安，或痰、饮、火、瘀阻滞心脉，扰乱心神。

（三）证候表现及灸法治疗

心悸临床常见心虚胆怯、心血不足、阴虚火旺、心阳不振、水气凌心、心脉瘀阻、痰火扰心等证型。

如心律失常表现以心悸为主症者，均可按本病证辨证施灸。

1. 心虚胆怯证

【症见】 心悸不宁，善惊易恐，坐卧不安，不寐多梦而易惊醒，惧怕声响，食少纳呆，苔薄白，脉细数或细弦。

【治则】 养心安神，镇惊定志。

【取穴】 心俞、胆俞、内关（图 4-1 至图 4-3）。

心俞：第五胸椎棘突下，旁开 1.5 寸。

胆俞：第十胸椎棘突下，旁开 1.5 寸。

内关：腕横纹上 2 寸，掌长肌腱与桡侧腕屈肌腱之间。

【灸法】 心俞、胆俞用中艾炷无瘢痕灸，当艾炷燃烧到一半，

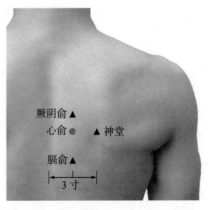

▲ 图 4-1　心俞

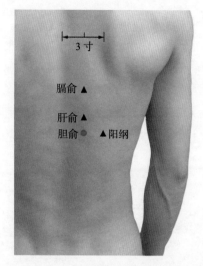

3 寸

膈俞 ▲

肝俞 ▲
胆俞 ● ▲阳纲

▲ 图 4-2 胆俞

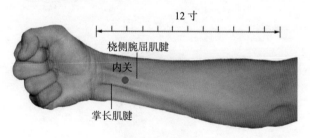

12 寸

桡侧腕屈肌腱

内关

掌长肌腱

▲ 图 4-3 内关

患者有发烫、疼痛时，另换一新艾炷，灸 5～7 壮；内关用艾条温和灸，10～15 分钟。每天 1 次，或隔天 1 次，10 天为 1 个疗程。

【配穴】 不寐多梦而易惊醒者，加心经原穴神门、心包经原穴大陵，睡前用艾条温和灸安神作用更好，一般熏灼 10～15 分钟；食少纳呆者，加脾俞、胃俞，健脾胃，助运化，用中艾炷无瘢痕灸。

2. 心血不足证

【症见】 心悸气短，头晕目眩，失眠健忘，面色无华，倦怠乏力，纳呆食少，舌淡红，脉细弱。

【治则】 益气养血，补心安神。

【取穴】 内关、足三里、心俞、脾俞（图4-4至图4-7）。

内关：腕横纹上2寸，掌长肌腱与桡侧腕屈肌腱之间。

足三里：犊鼻穴下3寸，胫骨前嵴外一横指处。

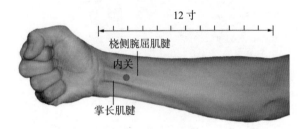

▲ 图4-4　内关

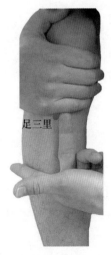

▲ 图4-5　足三里

心俞：第五胸椎棘突下，旁开 1.5 寸。

脾俞：第十一胸椎棘突下，旁开 1.5 寸。

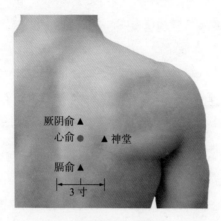

▲ 图 4-6 心俞

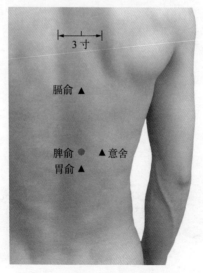

▲ 图 4-7 脾俞

【灸法】 内关是调节心率的首选穴，用艾条温和灸 10～15 分钟；足三里健脾和胃，强其气血生化之源，古人常用瘢痕灸，因为灸后化脓期的调养较烦琐，现代临床多用艾条温和灸，距离皮肤 2～3 厘米熏灼，灸到皮肤红晕潮湿为度；心俞、脾俞用中艾炷无瘢痕灸，5～7 壮。每天 1 次，或隔天 1 次，10 天为 1 个疗程。

【配穴】 失眠健忘者，加神门、百会养血安神，神门用艾条温和灸，10 分钟左右，百会用艾条雀啄灸，距离皮肤 2～3 厘米，一上一下，缓慢移动，局部有温暖舒适感即可，以免烤焦头发、损伤毛囊。

3. 心阳不振证

【症见】 心悸不安，胸闷气短，动则尤甚，面色苍白，形寒肢冷，舌淡苔白，脉虚弱或沉细无力。

【治则】 温通心阳，安神定悸。

【取穴】 内关、关元、气海（图 4-8 至图 4-10）。

内关：腕横纹上 2 寸，掌长肌腱与桡侧腕屈肌腱之间。

关元：前正中线，脐下 3 寸。

气海：前正中线，脐下 1.5 寸。

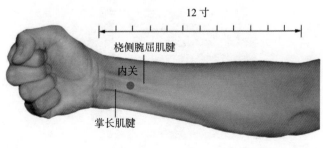

▲ 图 4-8 内关

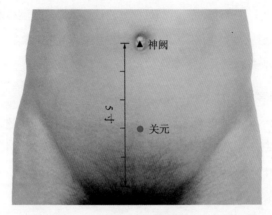

▲ 图 4-9 关元

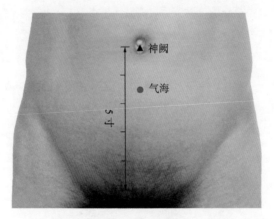

▲ 图 4-10 气海

【灸法】 内关常用艾条温和灸，15～20 分钟；关元、气海用大
艾炷无瘢痕灸，7～14 壮。每天 1 次，10 天为 1 个疗程。

【配穴】 自汗气短者，加足三里、复溜，用艾条温和灸，各 10 分钟；形寒肢冷者，加命门、肾俞、腰阳关，用大灸盒灸，火力足，施灸面广，作用强，灸至小腹、下肢、四末温暖舒适。

4. 水气凌心证

【症见】 心悸眩晕，胸闷痞满，恶心欲吐，渴不欲饮，下肢浮肿，形寒肢冷，小便短少，舌淡胖，苔白滑，脉弦滑或沉细而滑。

【治则】 化气行水，宁心安神。

【取穴】 心俞、肾俞、三焦俞（图 4-11 至图 4-13）。

心俞：第五胸椎棘突下，旁开 1.5 寸。

肾俞：第二腰椎棘突下，旁开 1.5 寸。

三焦俞：第一腰椎棘突下，旁开 1.5 寸。

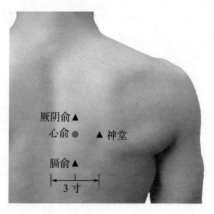

▲ 图4-11　心俞

【灸法】 心俞、肾俞、三焦俞均用中艾炷无瘢痕灸，各灸 7 壮。每天 1 次，或隔天 1 次，15 天为 1 个疗程。

【配穴】 浮肿者，加水分、阴陵泉。水分用中艾炷无瘢痕灸，

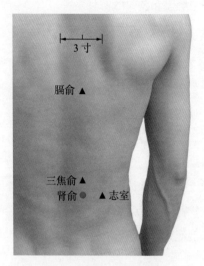

▲ 图 4-12　肾俞

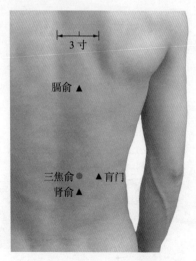

▲ 图 4-13　三焦俞

灸 7 壮；阴陵泉用艾条温和灸，15 分钟左右。

5. 心脉瘀阻证

【症见】 心悸不安，胸闷不舒，心痛时作，痛如针刺，唇甲青紫，舌质紫暗，有瘀斑，脉涩或结或代。

【治则】 温经通络，活血化瘀。

【取穴】 阴郄、郄门、心俞、膈俞（图 4-14 至图 4-17）。

阴郄：腕横纹上 0.5 寸，尺侧腕屈肌腱的桡侧。

郄门：腕横纹上 5 寸，掌长肌腱与桡侧腕屈肌腱之间。

心俞：第五胸椎棘突下，旁开 1.5 寸。

膈俞：第七胸椎棘突下，旁开 1.5 寸。

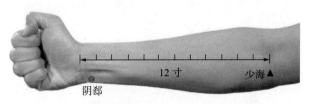

▲ 图 4-14　阴郄

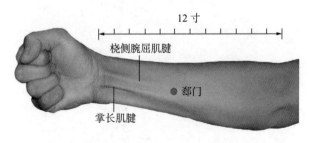

▲ 图 4-15　郄门

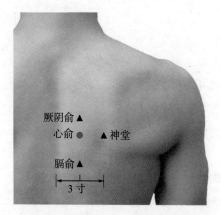

▲ 图 4-16　心俞

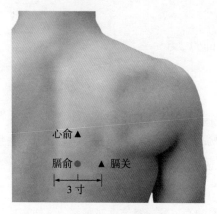

▲ 图 4-17　膈俞

【灸法】 阴郄、郄门长于活血通络而止痛，用温针灸，留针20～30分钟；心俞、膈俞用中艾炷无瘢痕灸，灸7壮。每天1次，或隔天1次，15天为1个疗程。

【配穴】 胸闷心痛，痛如针刺者，加膻中、巨阙，用艾条温和灸10～15分钟。

小贴士

心律失常患者应该做到饮食有节，生活规律，保持心情愉快，乐观开朗，情绪稳定。同时，应该注意保暖。该病病势缠绵，患者应该长期坚持治疗。

阴虚火旺证为肝肾阴虚，虚火妄动；痰火扰心证是痰湿郁久化火，痰热互结。两者无论虚热、实热，均不宜首选灸法。阴虚火旺证可选内关、神门、心俞、厥阴俞、膏肓、三阴交、太溪等穴；痰火扰心证可选内关、丰隆、膻中、大椎、劳宫等穴。用毫针泻法，或耳针、刺血等疗法。

二、高血压病

（一）概述

高血压可分为原发性高血压和继发性高血压，原发性高血压占高血压病的 95% 以上。原发性高血压是以血压升高为主要临床表现[收缩压 ≥ 140mmHg 和（或）舒张压 ≥ 90mmHg]，伴或不伴多种心血管危险因素的综合征。高血压是多种心、脑血管疾病的重要病因和危险因素，影响心、脑、肾等重要脏器的结构与功能，最终导致这些器官的功能衰竭。

高血压以眩晕为主症，属中医学"眩晕"范畴。

（二）病因病机

中医学认为眩晕的病因主要有情志、饮食、体质、跌仆外伤等方面。本病由于阴虚阳亢，或痰浊壅遏，化火上蒙清窍而形成眩晕，病机可归纳为风、火、痰、瘀。病位在头窍，病变与肝、脾、肾三脏相关。

（三）证候表现及灸法治疗

眩晕临床常见肝阳上亢、痰湿中阻、瘀血阻窍等证型。

1. 肝阳上亢证

【症见】 眩晕耳鸣，头胀头痛，急躁易怒，面红目赤，口苦，失眠多梦，遇烦劳郁怒症状加重，甚则昏仆，肢麻震颤，舌红苔黄，脉弦数。

【治则】 平肝潜阳。

【取穴】 行间、侠溪、太冲、太溪、肝俞、肾俞（图 4-18 至图 4-23）。

行间：足背第一、二趾间缝纹头端。

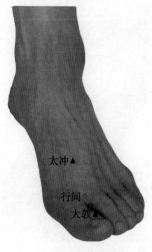

▲ 图 4-18 行间

侠溪：足背外侧，第四、五趾间，趾蹼缘上方纹头处。

太冲：足背第一、二跖骨结合部之间凹陷中。

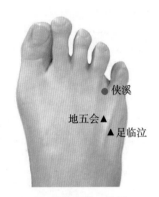

▲ 图4-19　侠溪

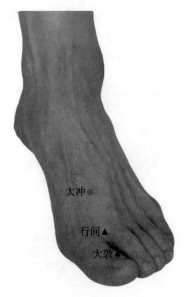

▲ 图4-20　太冲

太溪：内踝与跟腱之间的凹陷中。

肝俞：第九胸椎棘突下，旁开 1.5 寸。

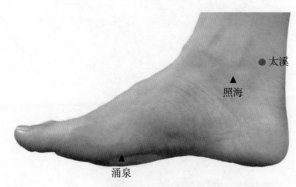

▲ 图 4-21 太溪

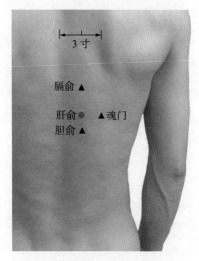

▲ 图 4-22 肝俞

肾俞：第二腰椎棘突下，旁开 1.5 寸。

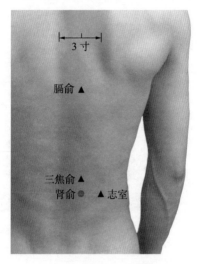

3寸

膈俞 ▲

三焦俞 ▲
肾俞 ● ▲ 志室

▲ 图 4-23 　肾俞

【灸法】 行间、侠溪分别是肝和胆的荥穴，有滋阴潜阳的作用，太冲、太溪分别为肝和肾的原穴，肝俞、肾俞分别是肝和肾的俞穴，均有补益肝肾的作用，正适于阴虚阳亢证，标本同治。但灸法偏于温补，时间不宜过长，一般选 2～4 个穴位，用温针灸，留针 5 分钟，隔日 1 次，10 次为 1 个疗程。

2. **痰湿中阻证**

【症见】 眩晕，或伴视物旋转，头重昏蒙，胸闷恶心，呕吐痰涎，食少多寐，舌苔白腻，脉濡滑。

【治则】 化痰除湿，健脾和胃。

【取穴】 内关、中脘、丰隆、阴陵泉（图 4-24 至图 4-27）。

内关：腕横纹上 2 寸，掌长肌腱与桡侧腕屈肌腱之间。

中脘：前正中线，脐上 4 寸。

丰隆：小腿前外侧，外膝眼与外侧踝尖连线的中点。

阴陵泉：胫骨内侧髁下缘凹陷中。

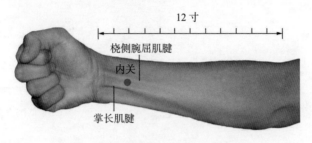

▲ 图 4-24　内关

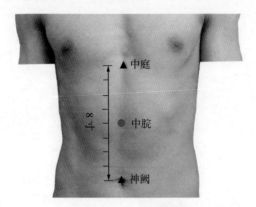

▲ 图 4-25　中脘

【灸法】　中脘用中艾炷隔姜灸，取生姜和中化痰降逆之功，灸 7 壮；内关用中艾炷灸，灸 7 壮；丰隆、阴陵泉是化痰除湿首选穴，用艾条温和灸，灸 10 分钟左右。选 2～3 个穴位，每日或隔日 1 次，10 次为 1 个疗程。

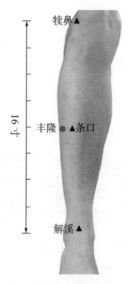

▲ 图4-26 丰隆

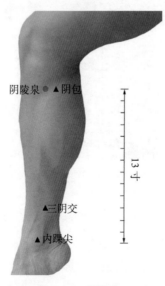

▲ 图4-27 阴陵泉

小贴士

　　高血压患者要坚持长期服用降压药；定时检测血压、血脂、尿常规、眼底、心电图；控制饮食，食宜清淡；保持乐观情绪，防止七情内伤。

　　对于肝阳上亢、痰湿中阻、瘀血阻窍这类虚实夹杂的高血压病证，还有许多特效方法。比如取风池、太冲、行间、侠溪、太溪穴，用毫针针刺平肝阳；又如取太阳、耳尖、曲池、曲泽、委中，用三棱针点刺出血，或皮肤针叩刺，或用刺络拔罐法以降压；另外，耳针、头皮针、电针、腧穴注射、腧穴磁疗等其他方法，对于高血压虚实夹杂证都有很好的治疗作用。

三、低血压

（一）概述

　　低血压是指血压持续低于 90/60mmHg。低血压分为体质性、体位性、继发性三类。体质性低血压最为常见，一般认为与体质瘦弱和遗传有关，多见于 20—50 岁的女性和老年人；体位性低血压是指患者长时间站立或从卧位到站立位时，因血压调解不良，突然出现血压下降超过 20mmHg，并伴有相应症状；继发性低血压多由某些疾病或药物引起，如腹泻、大出血、风湿性心肌病、心肌梗死、脊髓空洞症、中风，以及服用降压药或抗抑郁药等。

　　低血压以眩晕为主症，属中医学"眩晕"范畴。

（二）病因病机

中医学认为眩晕的病因主要有体质、饮食、情志、跌仆外伤等。低血压所致的眩晕，虚证居多，如气血两虚，或肾精亏虚，均可导致髓海不足，脑失所养。本病病位在头窍。其病变与肝、脾、肾三脏相关。

（三）证候表现及灸法治疗

低血压临床常见气血亏虚证、肾精不足证和瘀血阻窍证。

1.气血亏虚证

【症见】 眩晕动则加剧，劳累即发，面色㿠白，神疲乏力，倦怠懒言，唇甲不华，发色不泽，心悸，少寐多梦，纳少腹胀，舌淡苔薄白，脉细弱。

【治则】 益气养血。

【取穴】 百会、气海、足三里、脾俞、胃俞（图4-28至图4-32）。

百会：后发际正中直上7寸，头顶正中。

气海：前正中线，脐下1.5寸。

足三里：犊鼻穴下3寸，胫骨前嵴外一横指处。

脾俞：第十一胸椎棘突下，旁开1.5寸。

胃俞：第十二胸椎棘突下，旁开1.5寸。

【灸法】 可将以上腧穴分为2组，气海、足三里为第一组，百会、脾俞、胃俞为第二组。第一组腧穴取仰卧位，用中艾炷无瘢痕灸，灸7壮，隔日1次，5次为1个疗程；第二组腧穴，取俯卧位，

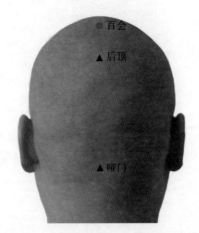

▲ 图 4-28 百会

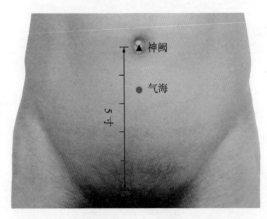

▲ 图 4-29 气海

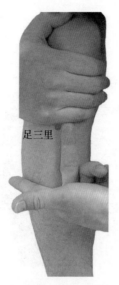

▲ 图 4-30　足三里

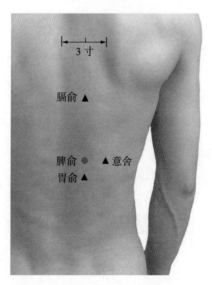

▲ 图 4-31　脾俞

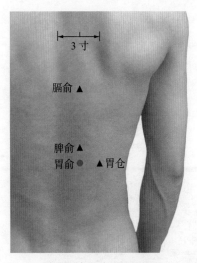

▲ 图 4-32　胃俞

亦用中艾炷无瘢痕灸，灸 7 壮，隔日 1 次，5 次为 1 个疗程。两组交替使用，连续做 2 个疗程。

【配穴】　若少寐多梦，加三阴交、神门，睡前用艾条温和灸，灸 10～15 分钟。

2. 肾精不足证

【症见】　眩晕日久不愈，精神萎靡，腰酸膝软，少寐多梦，健忘，两目干涩，视力减退，或遗精滑泄，耳鸣齿摇，或颧红咽干，五心烦热，舌红少苔，脉细数；或面色㿠白，形寒肢冷，舌淡嫩，苔白，脉弱迟甚。

【治则】　补肾填精。

【取穴】　百会、太溪、肾俞、志室、悬钟、三阴交（图 4-33 至图 4-38）。

百会：后发际正中直上 7 寸，头顶正中。

太溪：内踝与跟腱之间的凹陷中。

肾俞：第二腰椎棘突下，旁开 1.5 寸。

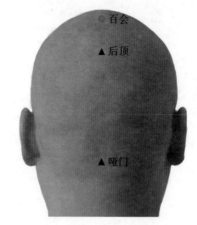

▲ 图 4-33　百会

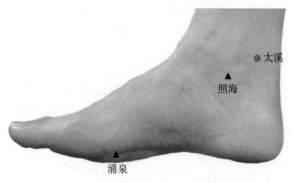

▲ 图 4-34　太溪

志室：第二腰椎棘突下，旁开 3 寸。

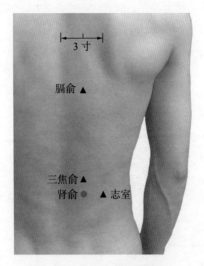

▲ 图 4-35　肾俞

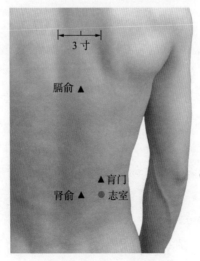

▲ 图 4-36　志室

悬钟（绝骨）：外踝高点上 3 寸，腓骨后缘。

三阴交：内踝高点上 3 寸，胫骨内侧面的后缘。

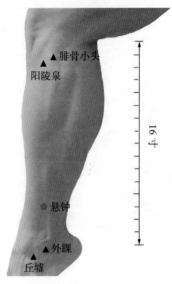

▲ 图 4-37　悬钟

【灸法】　以上腧穴均为滋补肝肾、养血填精、充养脑髓之常用穴，百会用雀啄灸，灸 5 分钟左右；太溪、悬钟、三阴交用艾条温和灸，灸 10～15 分钟；肾俞、志室用中艾炷无瘢痕灸，灸 7～14 壮。选 2～3 穴，每日 1 次，10 次为 1 个疗程。

【配穴】　少寐、多梦、健忘者，加百会、神门、三阴交安神，睡前用艾条温和灸神门、三阴交 10～15 分钟，百会用雀啄灸，灸 5 分钟；两目干涩、视力减退者，取眼周腧穴 1～2 穴，用隔核桃壳镜架灸，每次灸 20 分钟左右，隔核桃壳镜架灸利用菊花、薄荷、石斛、密蒙花、谷精草、青葙子的药理作用和艾灸的熏灼作用，能够改善眼部的血液循环，提高视力。

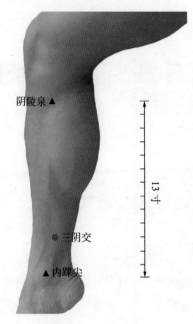

阴陵泉▲

13 寸

●三阴交

▲内踝尖

▲ 图 4-38 三阴交

小贴士

低血压患者应该注意劳逸结合，避免体力和脑力的过度劳累，要适当锻炼，增强体质。

灸法适用于低血压的气血亏虚证、肾精不足证，疗效好。另外，耳针、头皮针、腧穴注射、腧穴磁疗等其他针法，对于低血压导致的眩晕也有很好的治疗作用。瘀血阻窍这类虚实夹杂的病证较复杂，需中西医结合诊治。

第5章 消化系统疾病

一、慢性胃炎

（一）概述

慢性胃炎是由幽门螺杆菌感染、饮食环境因素、自身免疫等各种病因引起的胃黏膜炎症。慢性胃炎最常见的临床表现是上腹痛与饱胀，疼痛无明显节律性，通常进食后较重，空腹时较轻。此外，嗳气、反酸、恶心、早饱、上腹部不适或烧灼感亦较常见，部分患者可出现食欲不振、乏力、消瘦及头晕症状。慢性胃炎可分为浅表性、萎缩性和特殊类型三大类。

慢性胃炎属于中医学"胃痛"范畴。胃痛患者应积极配合治疗，防止疾病进一步恶化。

（二）病因病机

中医学认为，胃痛的发生主要和外邪犯胃、饮食伤胃、情志不畅、脾胃素虚等因素有关。其基本病机为胃气阻滞，胃失和降，不通则痛。胃痛的病变部位在胃，与肝、脾有密切关系。

（三）证候表现及灸法治疗

胃痛临床可分为寒邪客胃、饮食伤胃、肝气犯胃、湿热中阻、瘀血停胃、胃阴不足、脾胃虚寒等证型。

1. 寒邪客胃证

【症见】　胃痛暴作，恶寒喜暖，得温痛减，遇寒加重，口淡不渴，或喜热饮，舌淡苔薄白，脉弦紧。

【治则】　温胃散寒，通经止痛。

【取穴】　中脘、梁门、神阙（图 5-1 至图 5-3）。

中脘：前正中线，脐上 4 寸。

梁门：脐上 4 寸，前正中线旁开 2 寸。

神阙：即脐中。

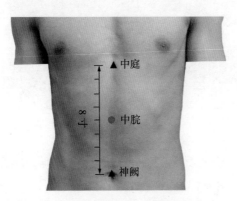

▲ 图 5-1　中脘

【灸法】　寒邪客胃，起病较急，因其寒滞胃脘，阳气受阻，气机郁滞，导致胃痛暴作，故用温盒灸法，在中脘、梁门穴上方分别并列放置 3～4 段艾条，集中火力于胃脘部，以驱散寒邪；神阙穴一

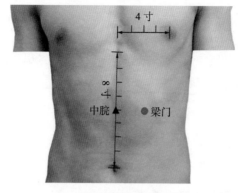

▲ 图5-2　梁门

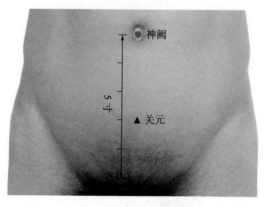

▲ 图5-3　神阙

般需要灸治30分钟左右才能使寒邪散尽，小腹转暖，故用温灸架灸。每天治疗2次，中病即止。

【配穴】　如果平素脾胃阳气不足，易感寒邪，可用艾条温和灸，灸中脘、气海，隔日1次。

2.饮食伤胃证

【症见】　胃脘疼痛，胀满拒按，嗳腐吞酸，或呕吐不消化食物，其味腐臭，吐后痛减，不思饮食，大便不爽，得矢气及便后稍舒，舌苔厚腻，脉滑。

【治则】消食导滞，通经止痛。

【取穴】梁门、天枢、大横（图5-4至图5-6）。

梁门：脐上4寸，前正中线旁开2寸。

天枢：平脐，旁开2寸。

大横：平脐，旁开4寸。

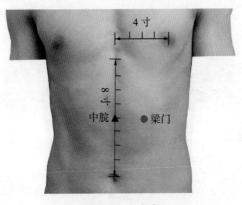

▲ 图5-4 梁门

【灸法】取梁门，疏通局部经气，用艾条温和灸，灸10分钟左右；另取天枢、大横，通腑消滞，分别用艾条温和灸，灸10分钟左右。每日或隔日1次，10次为1个疗程。

3. 肝气犯胃证

【症见】胃脘胀痛，痛连两胁，遇烦恼则作痛或痛甚，嗳气、矢气则痛舒，胸闷嗳气，喜长叹息，大便不畅，舌苔多薄白，脉弦。

【治则】疏肝理气，通经止痛。

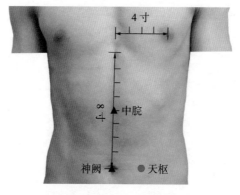

▲ 图5-5　天枢

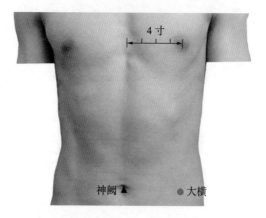

▲ 图5-6　大横

【取穴】　内关、期门、太冲（图5-7至图5-9）。

内关：腕横纹上2寸，掌长肌腱与桡侧腕屈肌腱之间。

期门：乳头直下第六肋间隙。

太冲：足背第一、二跖骨结合部之前凹陷中。

【灸法】　肝气犯胃证属肝气郁结，横逆犯胃，致胃气受阻，肝

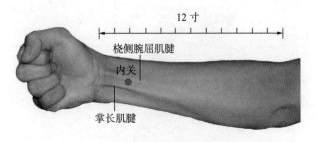

▲ 图5-7　内关

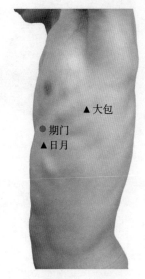

▲ 图5-8　期门

胃不和，重在泻肝，故取期门、太冲疏通气机，取内关理气止痛，用艾条温和灸，灸5～10分钟，每日或隔日1次，10次为1个疗程。

【配穴】　有嗳气、叹息者，加膻中降气，用艾条温和灸，灸10分钟。

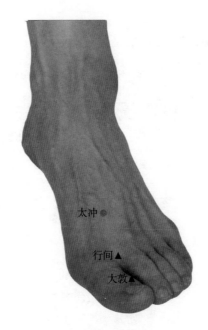

▲ 图5-9　太冲

4. 脾胃虚寒证

【症见】　胃痛隐隐，绵绵不休，喜温喜按，空腹痛甚，得食则缓，劳累或受凉后发作或加重，泛吐清水，神疲纳呆，四肢倦怠，手足不温，大便溏薄，舌淡苔白，脉虚弱或迟缓。

【治则】　健脾和胃，温中止痛。

【取穴】　脾俞、胃俞、气海、关元（图5-10至图5-13）。

脾俞：第十一胸椎棘突下，旁开1.5寸。

胃俞：第十二胸椎棘突下，旁开1.5寸。

气海：前正中线，脐下1.5寸。

关元：前正中线，脐下3寸。

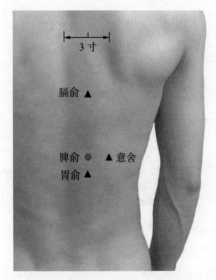

▲ 图 5-10　脾俞

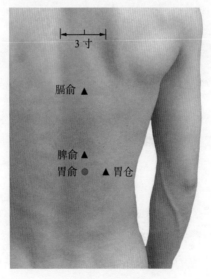

▲ 图 5-11　胃俞

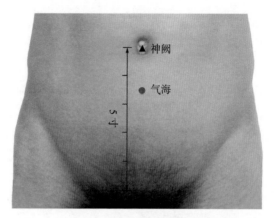

▲ 图5-12　气海

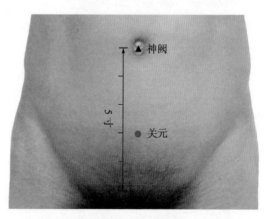

▲ 图5-13　关元

【灸法】　以上4穴有健脾、和胃、益气、温阳之功，按腧穴所在部位，分为背部、腹部2组。先取背部的脾俞、胃俞，用中艾炷无瘢痕灸，灸7壮，每天1次，连续做5次；再选腹部的气海、关元穴，用艾条温和灸，灸10~15分钟。每天1次，连续做5次，10

次为 1 个疗程。

【配穴】 如果手足不温、大便溏薄等脾肾阳虚症状明显，气海、关元改为中艾炷隔姜灸，灸 7 壮，每日 1 次，以加强温阳散寒的作用。如 1 个疗程后，阳气仍无来复，用隔附子饼灸，灸 7 壮，每日 1 次。

小贴士

平时要按时服药；溃疡病出血、穿孔等重症时应及时送医急救；胃痛的发生、加重，多与情志不遂、饮食不节有关，因此要注意精神和饮食的调摄，保持心态平和，少食多餐，以清淡易消化的食物为宜；劳逸结合，适当锻炼身体，增强胃肠蠕动和消化、吸收功能。

灸法对胃脘痛虚寒、实寒诸多证型疗效明显。湿热中阻型胃脘痛可选中脘、梁门、阴陵泉、阳陵泉、内庭等穴，用毫针刺法；瘀血停胃型可选膈俞、脾俞、肝俞等穴，用刺络拔罐的方法；胃阳不足可选三阴交、太溪、内庭等穴，用毫针刺法。此外，如拔罐、耳针、三棱针、皮肤针、火针、穴位注射、穴位磁疗、穴位照射等多种非药物疗法，对各型胃脘痛也有明确的疗效。

二、功能性消化不良、胃下垂

（一）概述

功能性消化不良是指由胃和十二指肠功能紊乱引起的症状，经检查排除引起这些症状的器质性疾病的一组临床综合征，主要症状包括上腹痛、上腹灼热感、餐后饱胀和早饱之一种或多种，可同时存在上腹胀、嗳气、食欲不振、恶心、呕吐等。

胃下垂是指站立位时胃位置下降，胃小弯最低点在髂嵴水平连线以下。轻度胃下垂多无症状，中度以上者常出现胃肠动力差、消化不良的症状，如腹胀、上腹部不适、腹痛、恶心、呕吐、便秘等，并伴有失眠、头痛、头昏、迟钝、忧郁等神经精神症状。

功能性消化不良、胃下垂皆属中医学"痞满"范畴。

（二）病因病机

痞满的病因为感受外邪、内伤饮食、情志失调。痞满的病位在胃，与肝、脾的关系密切。中焦气机不利，脾胃升降失职为导致本病发生的病机关键。

（三）证候表现及灸法治疗

痞满有饮食内停、痰湿中阻、湿热阻胃、肝胃不和等实证和中气不足、胃阴不足等虚证。

无论是功能性消化不良，还是胃下垂，患者都要主动配合治疗，灸法对脾胃气虚、中气下陷的胃下垂效果非常好。

1. 饮食内停证

【症见】　脘腹痞满而胀，进食尤甚，拒按，嗳腐吞酸，恶食呕吐，或大便不调，矢气频作，味臭如败卵，舌苔厚腻，脉滑。

【治则】　消食导滞和胃。

【取穴】　中脘、梁门、天枢、大横（图 5-14 至图 5-17）。

中脘：前正中线，脐上 4 寸。

梁门：脐上 4 寸，前正中线旁开 2 寸。

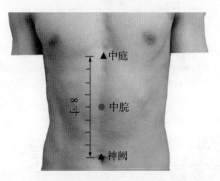

▲ 图 5-14　中脘

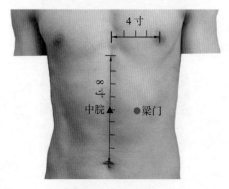

▲ 图 5-15　梁门

天枢：平脐，旁开2寸。

大横：平脐，旁开4寸。

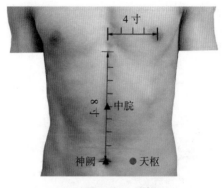

▲ 图5-16 天枢

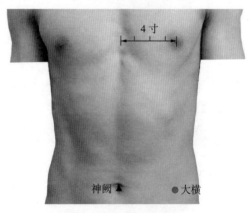

▲ 图5-17 大横

【灸法】 胃脘痞满时，重用中脘、梁门疏通局部经气而和胃消痞，大便不调时重用天枢、大横通腑导滞，用艾条温和灸，灸

10～15 分钟，有明显胃肠蠕动即止。每日 1 次，5 次为 1 个疗程。

【配穴】 出现嗳腐吞酸、恶心呕吐时，加内关，用艾条温和灸 15 分钟。

2. 肝胃不和证

【症见】 脘腹痞满，胸胁胀满，心烦易怒，善太息，呕恶嗳气，或吐苦水，大便不爽，舌质淡红，苔薄白，脉弦。

【治则】 疏肝和胃。

【取穴】 中脘、内关、太冲、阳陵泉（图 5-18 至图 5-21）。

中脘：前正中线，脐上 4 寸。

内关：腕横纹上 2 寸，掌长肌腱与桡侧腕屈肌腱之间。

太冲：足背第一、二跖骨结合部之前凹陷中。

阳陵泉：腓骨小头前下方凹陷中。

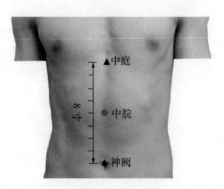

▲ 图 5-18　中脘

【灸法】 脘腹痞满等脾虚症状明显时，用中脘、内关；胁痛易怒、心烦口苦明显时，重在泻肝，选太冲、阳陵泉。肝胃不和证非阳气虚衰或阴寒内盛之证，艾条温和灸时间不宜过长，10 分钟左右

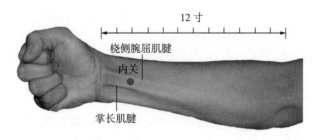

▲ 图5-19　内关

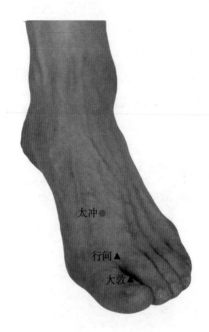

▲ 图5-20　太冲

即可，隔日 1 次，10 次为 1 个疗程。

3. 中气不足证

【症见】 脘腹痞满，时轻时重，喜温喜按，纳呆便溏，神疲

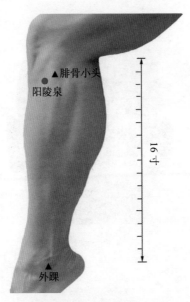

▲ 阳陵泉

▲ 腓骨小头

阳陵泉

▲ 外踝

16 寸

▲ 图 5-21　阳陵泉

乏力，少气懒言，语声低微，甚或脏器下垂，舌质淡，苔薄白，脉细弱。

【治则】　补益中气。

【取穴】　百会、脾俞、气海、胃俞、足三里（图 5-22 至图 5-26）。

百会：后发际正中直上 7 寸，头顶正中。

脾俞：第十一胸椎棘突下，旁开 1.5 寸。

气海：前正中线，脐下 1.5 寸。

胃俞：第十二胸椎棘突下，旁开 1.5 寸。

足三里：犊鼻穴下 3 寸，胫骨前嵴外一横指处。

【灸法】　中气不足，脾虚气陷，升举无力，应选有益气升阳举

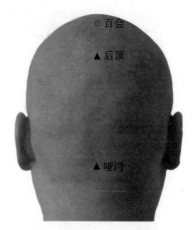

▲ 图 5-22　百会

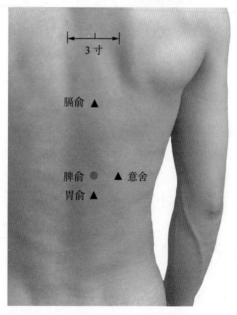

▲ 图 5-23　脾俞

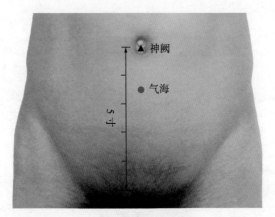

▲ 图 5-24　气海

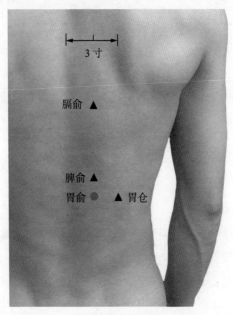

▲ 图 5-25　胃俞

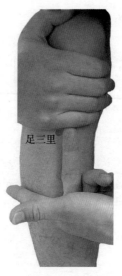

足三里

▲ 图 5-26　足三里

陷的腧穴，取 2～3 穴，百会用雀啄灸，5 分钟左右，脾俞、气海、胃俞、足三里均可选用艾条温和灸，距离不宜太近，火力不宜太猛，时间可延长至 20～25 分钟，每日或隔日 1 次，10 次为 1 个疗程。

【配穴】 胃下垂者，加中脘；肾下垂者，加肾俞、京门；子宫下垂者，加子宫、维道，用艾条温和灸 20 分钟左右。

小贴士

　　功能性消化不良、胃下垂患者应节制饮食，勿暴饮暴食，同时饮食宜清淡，忌肥甘厚味、辛辣醇酒以及生冷之品；注意精神调摄，保持乐观开朗的心情；注意腹部的保暖，适当增加体育锻炼，增强体质。

功能性消化不良、胃下垂等疾病以痞满为主要表现者，均可选用灸法治疗，灸法对中气不足、气虚下陷的胃下垂及其他脏器下垂均有明显疗效。毫针、耳针、拔罐、穴位注射、穴位埋线、穴位照射等其他方法对各型痞满亦有很好的疗效。

三、呕吐

（一）概述

呕吐是指胃或部分小肠内容物反流，经食管从口腔排出体外的一种复杂的反射动作。其过程可分为恶心、干呕与呕吐三个阶段。呕吐按发病机制可归纳为反射性呕吐、中枢性呕吐、神经性呕吐。反射性呕吐可见于咽部受到刺激、胃十二指肠疾病、肝胆胰疾病、腹膜及肠系膜疾病等，中枢性呕吐可见于颅内感染、各种脑炎、脑膜炎、脑血管疾病、颅脑损伤、癫痫等，神经性呕吐可见于胃肠神经官能症、神经性厌食。

"呕吐"，中西医同名。

（二）病因病机

呕吐的病因是多方面的，外感六淫、内伤饮食、情志不调、禀赋不足均可影响于胃，使胃失和降，胃气上逆，发生呕吐。病变脏腑主要在胃，与肝、脾有密切关系。

（三）证候表现及灸法治疗

呕吐有外邪犯胃、食滞内停、肝气犯胃、脾胃阳气虚损、胃阴不足等证型。

1. 外邪犯胃证

【症见】 突然呕吐，胸脘满闷，发热恶寒，头身疼痛，舌苔白腻，脉濡缓。

【治则】 和胃降逆。

【取穴】 中脘、胃俞、内关、大椎（图 5-27 至图 5-30 ）。

中脘：前正中线，脐上 4 寸。

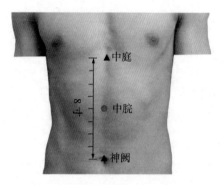

▲ 图5-27 中脘

胃俞：第十二胸椎棘突下，旁开 1.5 寸。

内关：腕横纹上 2 寸，掌长肌腱与桡侧腕屈肌腱之间。

大椎：第七颈椎与第一胸椎棘突间正中处，低头时明显。

【灸法】 中脘、胃俞同用，属俞募配穴，用中艾炷无瘢痕灸，灸 5～7 壮；内关用艾条温和灸，灸 10 分钟左右；大椎先用艾条温和灸 3～5 分钟，再用刺络拔罐法。每日 1 次，6 次为 1 个疗程。

【配穴】 若寒邪客胃，呕吐清水痰涎，加上脘、公孙，上脘用中艾炷无瘢痕灸，灸 7 壮，公孙用艾条温和灸 10 分钟左右；若感受

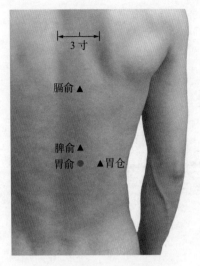

▲ 图 5-28　胃俞

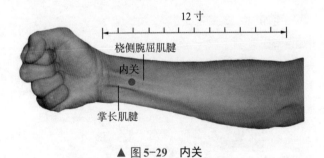

▲ 图 5-29　内关

热邪，食入即吐，呕吐物酸苦热臭，加商阳、内庭，用小艾炷无瘢痕灸，灸 7 壮，取泻法。

2.食滞内停证

【症见】　呕吐酸腐，脘腹胀满，嗳气厌食，大便或溏或结，舌

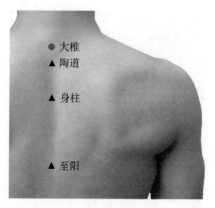

▲ 图5-30　大椎

苔厚腻，脉滑实。

　　【治则】　消食导滞、和胃降逆。

　　【取穴】　上脘、中脘、内关、天枢（图5-31至图5-34）。

　　上脘：前正中线，脐上5寸。

　　中脘：前正中线，脐上4寸。

　　内关：腕横纹上2寸，掌长肌腱与桡侧腕屈肌腱之间。

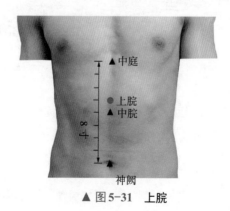

▲ 图5-31　上脘

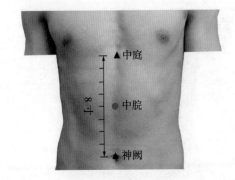

▲ 图 5-32 中脘

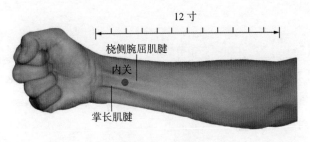

▲ 图 5-33 内关

天枢：平脐，旁开 2 寸。

【灸法】 上脘、中脘、天枢用中艾炷无瘢痕灸，灸 5～7 壮；内关用艾炷温和灸，灸 5～10 分钟。每日 1 次，10 次为 1 个疗程。

【配穴】 若大便秘结，或泻下臭如败卵，可加强通腑力度，加大横、上巨虚、下巨虚。大横用中艾炷无瘢痕灸，灸 7 壮；上巨虚、下巨虚用艾条温和灸，灸 5～10 分钟。

3.肝气犯胃证

【症见】 呕吐吞酸，嗳气频繁，胸胁胀痛，舌质红，苔薄腻，

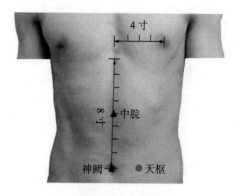

▲ 图5-34 天枢

脉弦。

【治则】 疏肝理气，和胃降逆。

【取穴】 内关、期门、太冲、阳陵泉（图5-35至图5-38）。

内关：腕横纹上2寸，掌长肌腱与桡侧腕屈肌腱之间。

期门：乳头直下第六肋间隙。

太冲：足背第一、二跖骨结合部之前凹陷中。

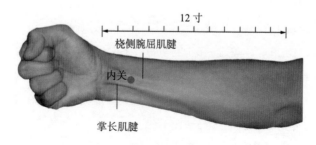

▲ 图5-35 内关

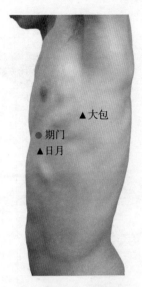

▲ 图5-36　期门

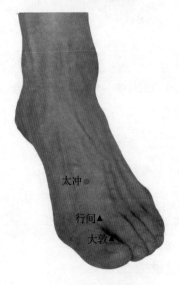

▲ 图5-37　太冲

阳陵泉：腓骨小头前下方凹陷中。

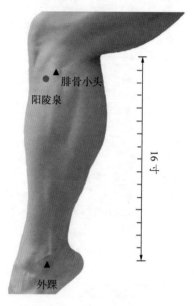

▲ 图5-38　阳陵泉

【灸法】　内关功擅理气降逆，为止呕要穴，选期门、太冲、阳陵泉，意在疏泄肝胆之气。内关、太冲、阳陵泉均可用艾条温和灸10分钟左右，期门用中艾炷无瘢痕灸。每日或隔1次，10次为1个疗程。

4.脾胃阳虚证

【症见】　食欲不振，食入难化，恶心呕吐，脘部痞闷，面色㿠白，倦怠乏力，喜暖恶寒，四肢不温，口干而不欲饮，大便溏薄，舌质淡，苔白滑，脉濡弱。

【治则】　益气温阳，和胃降逆。

【取穴】　内关、建里、足三里、关元（图5-39至图5-42）。

内关：腕横纹上 2 寸，掌长肌腱与桡侧腕屈肌腱之间。

建里：前正中线，脐上 3 寸。

足三里：犊鼻穴下 3 寸，胫骨前嵴外一横指处。

关元：前正中线，脐下 3 寸。

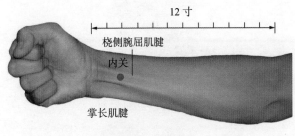

▲ 图5-39　内关

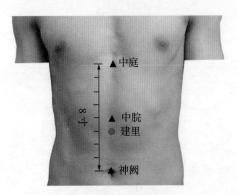

▲ 图5-40　建里

【灸法】　足三里是胃之下合穴，"合治内腑"，足三里既可以通调腑气，又有益气健脾和胃之功，脾胃阳气虚损日久，本应用瘢痕灸，苦于灸疮不好呵护，改用艾条温和灸，灸 15～20 分钟；内关灸法同足三里；建里、关元用中艾炷无瘢痕灸，根据脾胃阳气虚损程度，

117

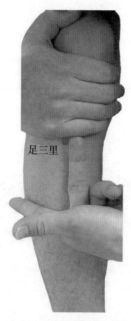

足三里

▲ 图5-41　足三里

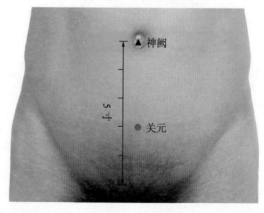

神阙

5寸

关元

▲ 图5-42　关元

灸 15～25 分钟，症状明显者，每日 1 次，病情平稳后，隔日 1 次，
10 次为 1 个疗程。

> **小贴士**
>
> 　　患者应该起居有常，生活有节，避免风寒暑湿秽浊之邪的侵入。保持心情舒畅，避免精神刺激。饮食方面也应注意调理，忌肥甘厚腻、辛辣香燥、醇酒等食物。对呕吐不止的患者，应该卧床休息，密切观察病情变化，防止患者呕吐出大量物质，导致电解质或酸碱失衡。
>
> 　　中脘、上脘、胃俞、内关、足三里等穴治疗呕吐，临床效果非常好。寒证、虚证，首选灸法、拔罐、穴位注射、穴位照射；实证、热证，一般选用毫针泻法、三棱针、皮肤针放血疗法。

四、膈肌痉挛

（一）概述

　　膈肌痉挛是多种原因诱发的膈肌不自主的持续性、阵发性和规律性收缩。中枢神经、膈神经和膈，任何一个部位受到一定程度的刺激后均可引起膈肌痉挛，导致膈肌痉挛的原因很多，如进食过快、进食刺激性食物、吸入冷空气等。轻者间断打嗝，重者可连续呃逆或呕逆、腹胀、腹痛，甚至小便失禁。

　　膈肌痉挛属中医学"呃逆"范畴。

（二）病因病机

呃逆的病因有饮食不节，情志不遂，体虚病后等。病机为胃失和降，膈间气机不利，胃气上逆动膈。病位在膈，与脾、胃、肺、肝、肾等脏腑病变有关。

（三）证候表现及灸法治疗

呃逆有胃中寒冷、胃火上逆、气机郁滞、脾胃阳虚、胃阴不足等证型。

1. 胃中寒冷证

【症见】 呃声沉缓有力，胸膈及胃脘不舒，得热则减，遇寒更甚，进食减少，喜食热饮，口淡不渴，舌苔白润，脉迟缓。

【治则】 温中散寒，降逆止呃。

【取穴】 膈俞、中脘、上脘（图5-43至图5-45）。

膈俞：第七胸椎棘突下，旁开1.5寸。

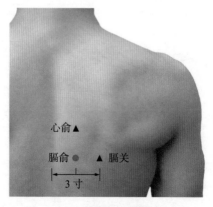

心俞▲

膈俞● ▲膈关

|—— 3寸 ——|

▲ 图5-43　膈俞

中脘：前正中线，脐上 4 寸。

上脘：前正中线，脐上 5 寸。

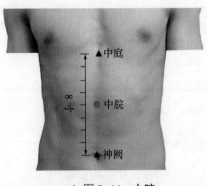

▲ 图 5-44　中脘

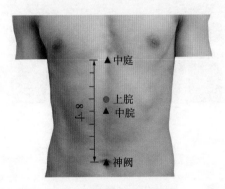

▲ 图 5-45　上脘

【灸法】 对于过食生冷寒凉，或骤然遭遇冷空气导致的寒聚中焦，非温盒灸不可，用大号温盒灸，多放些艾条，良久熏熨，直至呃逆平复，也可选中脘、上脘，用温灸架灸法，灸至症状缓解。次日，灸量减中，巩固治疗 1 次。

2. 气机郁滞证

【症见】 呃逆连声，常因情志不畅而诱发或加重，胸胁满闷，脘腹胀满，嗳气纳减，肠鸣矢气，苔薄白，脉弦。

【治则】 疏肝解郁，和胃降逆。

【取穴】 膻中、内关、太冲（图 5-46 至图 5-48）。

膻中：在胸骨上，当两乳头中间取穴。

内关：腕横纹上 2 寸，掌长肌腱与桡侧腕屈肌腱之间。

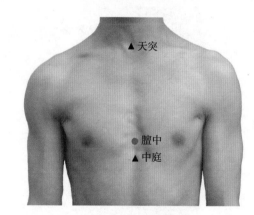

▲ 图 5-46　膻中

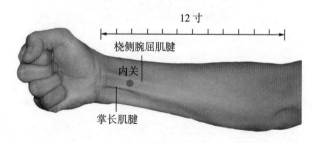

▲ 图 5-47　内关

太冲：足背第一、二跖骨结合部之前凹陷中。

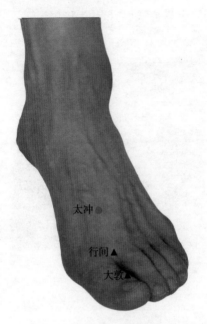

▲ 图5-48　太冲

【灸法】　对于气机郁滞型呃逆，重用能够疏通气机、降气利气的腧穴。膻中用中艾炷无瘢痕灸，灸 5～7 壮；内关、太冲用艾炷温和灸，灸 5～10 分钟。每日或隔日 1 次，10 次为 1 个疗程。

3. 脾胃阳虚证

【症见】　呃声低长无力，气不得续，泛吐清水，脘腹不舒，喜温喜按，面色㿠白，手足不温，食少乏力，大便溏薄，舌质淡，苔薄白，脉细弱。

【治则】　健脾和胃，降逆止呃。

【取穴】　膈俞、脾俞、胃俞、关元（图 5-49 至图 5-52）。

膈俞：第七胸椎棘突下，旁开 1.5 寸。

脾俞：第十一胸椎棘突下，旁开 1.5 寸。

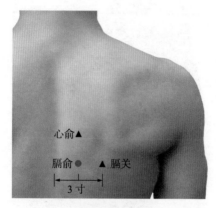

▲ 图5-49 膈俞

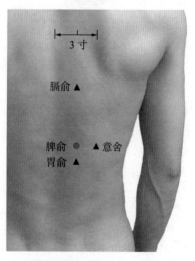

▲ 图5-50 脾俞

胃俞：第十二胸椎棘突下，旁开 1.5 寸。

关元：前正中线，脐下 3 寸。

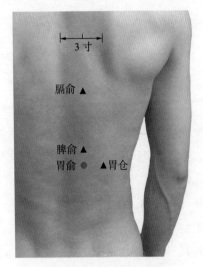

▲ 图 5-51　胃俞

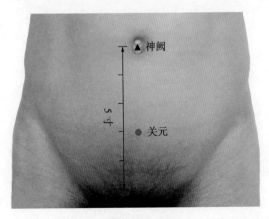

▲ 图 5-52　关元

【灸法】 膈俞用温盒灸法，灸 20 分钟左右；脾俞、胃俞、关元用大艾炷隔姜灸，灸 7 壮，每日 1 次，10 次为 1 个疗程。

【配穴】 平素食少乏力者，加足三里，用艾条温和灸，灸 10～15 分钟；手足不温者，加腰阳关，用中艾炷或大艾炷灸，灸 7 壮。

小贴士

患者应保持精神舒畅，避免暴怒、过喜等不良情志刺激；注意寒温适宜，避免外邪侵袭；饮食宜清淡，忌生冷、辛辣、肥腻之品，避免饥饱无常，发作时应进食易消化食物；应积极治疗引起呃逆的原发病；急重症患者出现呃逆，可能是胃气衰败、病情转重之象，应加以注意。

临床多见实寒、虚寒和气滞型呃逆，一般首选灸法。个别患者，中医辨证属实热、虚热型呃逆，可用毫针刺法、三棱针、皮肤针、耳针等方法。

五、肠易激综合征

（一）概述

肠易激综合征是一种以腹痛或腹部不适伴排便习惯改变为特征的功能性肠病，经检查排除可引起这些症状的器质性疾病。该病起病隐匿，症状反复发作或慢性迁延，主要表现为腹痛、腹泻或便秘，伴有腹胀等消化不良症状，以及失眠、焦虑、抑郁、头昏、头痛等精神症状。

肠易激综合征涉及中医学"泄泻""腹痛"等病证。

（二）病因病机

腹痛、泄泻的病因有外感时邪、饮食不节、情志失调、病后体虚、禀赋不足等。腹痛的病机为脏腑气机阻滞，气血运行不畅，经脉痹阻，"不通则痛"，或脏腑经脉失养，"不荣而痛"；泄泻基本病机变化为脾病和湿盛，致肠道功能失司而发生泻泄。两者病位在肠腑，与脾及肝、肾密切相关。

（三）证候表现及灸法治疗

肠易激综合征临床常见肝脾不和、脾胃虚弱、肾阳虚衰等证型。

1. 肝脾不和证

【症见】 腹痛胀闷，痛无定处，痛窜两胁，泄泻肠鸣，时作时止，得嗳气或矢气则舒，遇忧思恼怒则剧，舌淡红，脉弦。

【治则】 疏肝理气，健脾益气。

【取穴】 太冲、行间、肝俞（图 5-53 至图 5-55）。

太冲：足背第一、二跖骨结合部之前凹陷中。

行间：足背第一、二趾间缝纹端。

肝俞：第九胸椎棘突下，旁开 1.5 寸。

【灸法】 生活节奏快、压力大，精神紧张，情志不遂，往往导致肝气郁结，横逆犯脾，出现肝脾不和的泄泻、腹痛。治疗时重在疏通气机，取肝经原穴、荥穴，用艾条温和灸，灸 5～10 分钟；也可选肝之俞穴肝俞，用中艾炷无瘢痕灸，灸 5～7 壮。隔日 1 次，10 次为 1 个疗程。

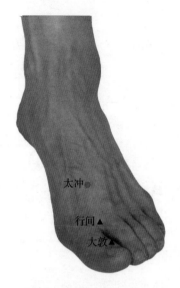

▲ 图5-53 太冲

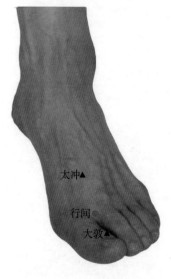

▲ 图5-54 行间

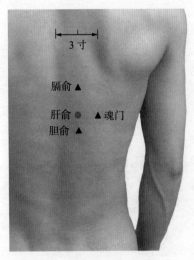

▲ 图 5-55　肝俞

【配穴】 两胁胀痛明显者，加期门、章门，用中艾炷无瘢痕灸，灸 5～7 壮，或艾条温和灸，灸 5～10 分钟。

2. 脾胃虚弱证

【症见】 腹痛绵绵，时作时止，喜温喜按，大便时溏时泻，迁延反复，食少，食后脘闷不舒，面色萎黄，神疲倦怠，舌质淡，苔白，脉细弱。

【治则】 健脾益气，化湿止泻。

【取穴】 脾俞、足三里、气海、阴陵泉（图 5-56 至图 5-59）。

脾俞：第十一胸椎棘突下，旁开 1.5 寸。

足三里：犊鼻穴下 3 寸，胫骨前嵴外一横指处。

气海：前正中线，脐下 1.5 寸。

阴陵泉：胫骨内侧髁下缘凹陷中。

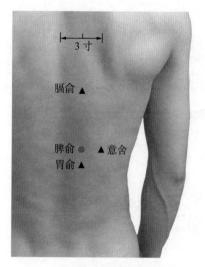

▲ 图5-56　脾俞

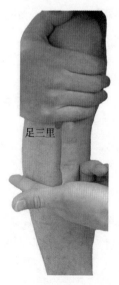

▲ 图5-57　足三里

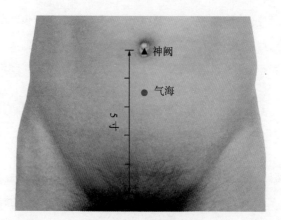

▲ 图5-58 气海

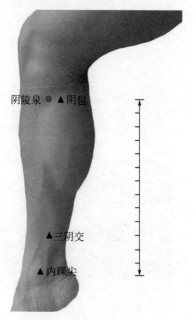

▲ 图5-59 阴陵泉

【灸法】 脾俞、气海用中艾炷瘢痕灸或隔姜灸，灸7壮；阴陵泉用艾条温和灸，灸10～15分钟；因肠易激综合征的泄泻、腹痛症状呈急性迁延并反复发作，故足三里用大艾炷瘢痕灸，注意保护好灸疮。

【配穴】 如果出现久泄脱肛加百会，用艾条雀啄灸，灸5分钟，注意避免烧焦头发和损伤毛囊。

3. 肾阳虚衰证

【症见】 黎明前脐腹作痛，肠鸣即泻，完谷不化，腹部喜暖，泻后则安，形寒肢冷，腰膝酸软，舌淡苔白，脉沉细。

【治则】 温补脾肾，固摄止泻。

【取穴】 肾俞、命门、关元、气海、神阙（图5-60至图5-64）。

肾俞：第二腰椎棘突下，旁开1.5寸。

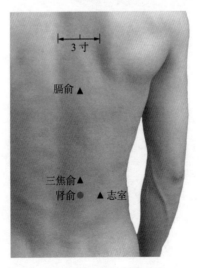

▲ 图5-60 肾俞

命门：第二、三腰椎棘突之间。

关元：前正中线，脐下 3 寸。

气海：前正中线，脐下 1.5 寸。

神阙：即脐中。

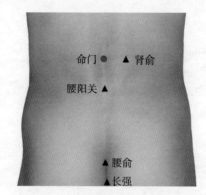

▲ 图5-61 命门

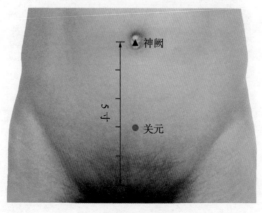

▲ 图5-62 关元

【灸法】以上 5 穴，按部位分 2 组，肾俞、命门为第一组，关

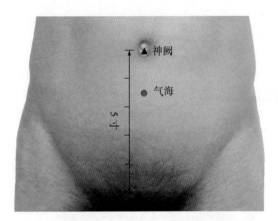

▲图5-63 气海

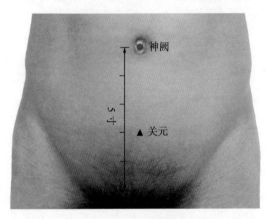

▲图5-64 神阙

元、气海、神阙为第二组。根据阳气虚损程度，选择大艾炷无瘢痕灸，灸7～14壮，或隔附子饼灸，灸7～14壮。第一组穴位连灸5次后，改用第二组穴位，连灸5次，10次为1个疗程，疗程间隔3天。

小贴士

患者应该起居有常，精神紧张、压力大等情绪因素与该病的发生密切相关，应该加强精神调摄，适当放松；同时，应该饮食有节，进食易消化、富含营养、清淡的饮食为佳，忌暴饮暴食及食生冷、不洁之物。

灸法有益气升阳、健脾温肾、驱逐寒邪、温经通络和保健的优势，肠易激综合征属慢性功能性疾病，多表现为脾肾的气虚、阳虚。该病首选灸法治疗，临床观察证实灸足三里、气海、脾俞、肾俞、命门、神阙、天枢、太冲等穴能收到满意疗效。另外，毫针、温针灸、拔罐、穴位注射、穴位照射、耳针等方法对肠易激综合征也有非常好的疗效。

六、便秘

（一）概述

便秘是指排便次数减少，一般每周少于 3 次，伴排便困难、粪便干结。便秘可分为功能性便秘和器质性便秘。功能性便秘可由进食量少、食物缺乏纤维素、结肠运动功能障碍等多种原因引起；器质性便秘可见于结肠良性或恶性肿瘤、肠梗阻、肠粘连、腹腔或盆腔内肿瘤压迫、全身性疾病等。

"便秘"，中西医同名。

（二）病因病机

便秘的病因主要是饮食不节、情志失调、外邪犯胃、禀赋不足等。便秘的基本病变为大肠传导失常，同时与肺、脾、胃、肝、肾等脏腑的功能失调有关。其病机主要是热结、气滞、寒凝、气血阴阳亏虚引起肠道传导失司。

（三）证候表现

便秘临床分为实秘和虚秘。实秘有热秘、气秘、冷秘等证型；虚秘有气虚秘、血虚秘、阴虚秘、阳虚秘等证型。

1. 热秘

【症见】 大便干结，腹胀腹痛，口干口臭，面红心烦，或有身热，小便短赤，舌红，苔黄燥，脉滑数。

【治则】 泻热导滞，通便。

【取穴】 天枢、曲池、合谷、内庭（图 5-65 至图 5-68）。

天枢：平脐，旁开 2 寸。

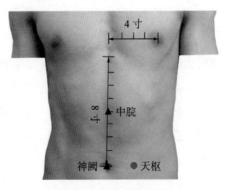

▲ 图 5-65　天枢

曲池：屈肘侧掌成直角，当肘横纹外侧端凹陷中。

合谷：手背第一、二掌骨之间，约平第二掌骨中点处。

内庭：足背第二、三趾间缝纹头端。

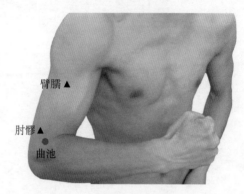

▲ 图 5-66　曲池

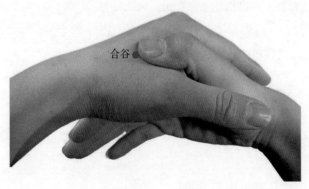

▲ 图 5-67　合谷

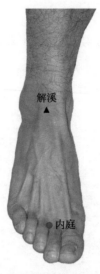

▲ 图 5-68　内庭

【灸法】　热秘为阳明腑实，故取手、足阳明经穴。天枢能通肠腑，顺气导滞，为治疗便秘首选穴，用中艾炷瘢痕灸，灸 2～3 壮；曲池、合谷、内庭用艾条温和灸，因热秘为燥热津伤，故灸治时间不宜过长，3 分钟即可。也可用温针灸，留针 20 分钟，留针期间，捏一小撮艾绒在针柄上。隔日 1 次，10 次为 1 个疗程。

2. 气秘

【症见】　大便干结，或不甚干结，欲便不得出，或便而不爽，肠鸣矢气，腹中胀痛，嗳气频作，纳食减少，胸胁痞满，舌苔薄腻，脉弦。

【治则】　顺气导滞，通便。

【取穴】　支沟、行间、太冲、中脘（图 5-69 至图 5-72）。

支沟：腕背横纹上 3 寸，桡尺骨之间。

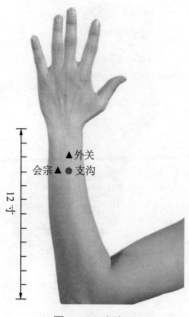

▲ 图 5-69 支沟

行间：足背第一、二趾间缝纹端。

太冲：足背第一、二跖骨结合部之前凹陷中。

中脘：前正中线，脐上 4 寸。

【灸法】 气秘是肝、脾气机不畅导致的腑气不通，故选支沟、行间、太冲，通畅气机，用温针灸，留针 20 分钟，留针期间捏一撮艾绒在针柄上；中脘用艾炷无瘢痕灸，灸 3～5 壮。隔日 1 次，10 次为 1 个疗程。

3. 冷秘

【症见】 大便艰涩，腹痛拘急，胀满拒按，胁下偏痛，手足不温，呃逆呕吐，舌苔白腻，脉弦紧。

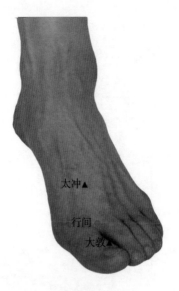

▲ 图 5-70 行间

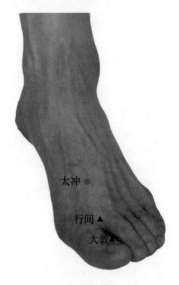

▲ 图 5-71 太冲

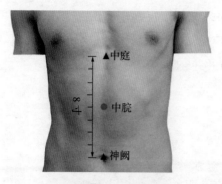

▲ 图 5-72　中脘

【治则】　温中散寒，通便。

【取穴】　上巨虚、神阙、关元、气海（图 5-73 至图 5-76）。

上巨虚：足三里穴下 3 寸。

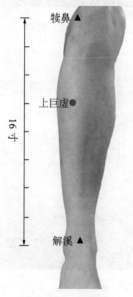

▲ 图 5-73　上巨虚

神阙：即脐中。

关元：前正中线，脐下 3 寸。

气海：前正中线，脐下 1.5 寸。

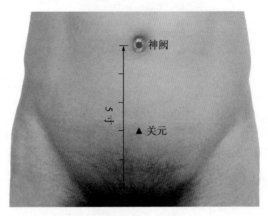

▲ 图 5-74　神阙

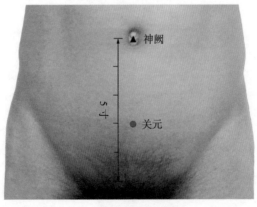

▲ 图 5-75　关元

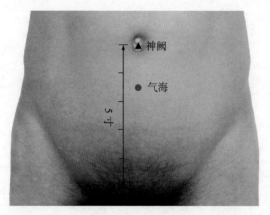

▲ 图 5-76　气海

【灸法】 阴寒之邪凝滞肠胃，故选神阙、关元、气海，意在鼓舞阳气，驱逐寒邪，用中艾炷或大艾炷隔姜灸，灸 7 壮；上巨虚用艾条温和灸，灸 10～15 分钟。每日 1 次，10 次为 1 个疗程。

4. 气虚秘

【症见】 大便并不干硬，虽有便意，但排便困难，用力努挣则汗出短气，便后乏力，面白神疲，肢倦懒言，舌淡苔白，脉弱。

【治则】 健脾益气。

【取穴】 大肠俞、天枢、脾俞、气海（图 5-77 至图 5-80）。

大肠俞：第四腰椎棘突下，旁开 1.5 寸。

天枢：平脐，旁开 2 寸。

脾俞：第十一胸椎棘突下，旁开 1.5 寸。

气海：前正中线，脐下 1.5 寸。

【灸法】 按部位，将以上 4 穴分为 2 组，背部的脾俞、大肠俞为第一组，腹部的天枢、气海为第二组。第一组腧穴用中艾炷无瘢

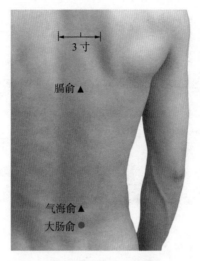

▲ 图5-77 大肠俞

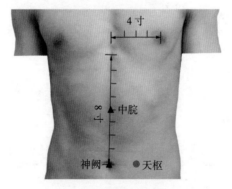

▲ 图5-78 天枢

痕灸，灸7壮，连灸5次，换第二组腧穴，用中艾炷隔姜灸，连灸5次，10次为1个疗程。

5.**阳虚秘**

【症见】 大便干或不干，排出困难，小便清长，面色㿠白，四

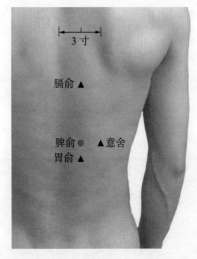

▲ 图 5-79　脾俞

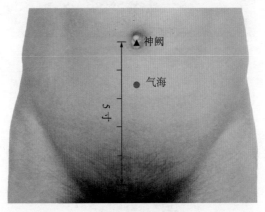

▲ 图 5-80　气海

肢不温，腹中冷痛，或腰膝酸冷，舌淡苔白，脉沉迟。

　　【治则】　温阳通便。

　　【取穴】　关元、神阙、大肠俞、天枢（图 5-81 至图 5-84）。

关元：前正中线，脐下3寸。

神阙：即脐中。

大肠俞：第四腰椎棘突下，旁开1.5寸。

天枢：平脐，旁开2寸。

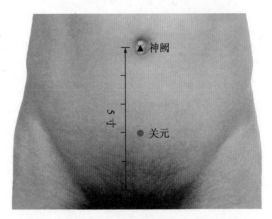

▲ 图5-81　关元

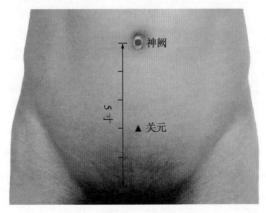

▲ 图5-82　神阙

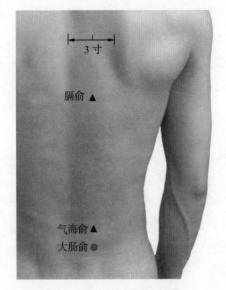

3 寸

膈俞 ▲

气海俞 ▲
大肠俞 ●

▲ 图 5-83 大肠俞

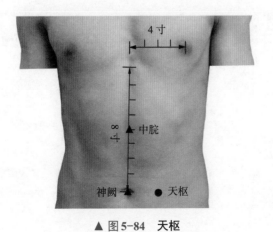

4 寸

8 寸

▲ 中脘

神阙 ▲　● 天枢

▲ 图 5-84 天枢

【灸法】 阳气不足、阴寒内结导致的腑气不通，重在温阳。关元用大艾炷隔附子饼灸，灸7～14壮；神阙用温盒灸法，灸15分钟；大肠俞、天枢用中艾炷瘢痕灸，灸7～14壮。每日1次，10次为1个疗程。

小贴士

患者注意饮食调理，合理膳食，以清淡为主，多吃粗纤维的食物及香蕉、西瓜等水果，勿过食辛辣厚味或饮酒无度；患者应每早按时如厕，养成定时排便的习惯；保持心情舒畅，加强身体锻炼。患者平时可采取自我按摩，双手重叠，以适当压力，自右下腹回盲部开始，沿升结肠、横结肠、降结肠、乙状结肠走向，顺时针按摩腹部60圈，每日2～3次。

阴血不足的血虚秘、阴虚秘，以及燥热伤津的热秘，临证均不首选灸法，可取三阴交、太溪、照海、血海等穴，用毫针泻法，耳针、穴位注射法对血虚秘、阴虚秘也可收到良效。

第6章 泌尿生殖系统疾病

一、尿路感染、慢性前列腺炎

（一）概述

尿路感染是指各种病原微生物在尿路中生长、繁殖而引起的尿路感染性疾病。根据感染发生部位可分为下尿路感染和上尿路感染，下尿路感染主要指膀胱炎，上尿路感染指肾盂肾炎。膀胱炎主要表现为尿频、尿急、尿痛、排尿不适、排尿困难、尿液混浊、血尿、下腹部疼痛等，少数患者出现腰痛、发热；急性肾盂肾炎全身中毒症状较急、较重，尿路刺激征与膀胱炎类似；慢性肾盂肾炎有不同程度的低热、间歇性尿频、排尿不适、腰部酸痛、夜尿增多，病情持续可发展为慢性肾衰竭。

慢性前列腺炎分为细菌性前列腺炎和非细菌性前列腺炎。细菌性前列腺炎的致病菌有大肠杆菌、变形菌、克雷伯菌属、葡萄球菌或链球菌等，也可由淋球菌感染，主要是经尿道逆行感染所致；非细菌性前列腺炎可能由沙眼衣原体、支原体、滴虫、真菌、病毒等其他微生物所致。两类慢性前列腺炎临床表现相近，均有尿频、尿急、尿痛，排尿时尿道不适或灼热，排尿后和便后常有白色分泌物自尿道口流出；会阴部、下腹部隐痛不适，有时腰骶部、耻骨上、腹股沟区也有酸胀感；可有阳痿、早泄、遗精或射精痛；有头晕、头胀、乏力、疲惫、失眠、情绪低落、疑虑焦急等。

尿路感染、慢性前列腺炎的症状与中医学"淋证"相似。

（二）病因病机

淋证的病因可归纳为外感湿热、饮食不节、情志失调、禀赋不足或劳伤病久等方面。病机为湿热蕴结下焦，肾与膀胱气化不利。

（三）证候表现

尿路感染、慢性前列腺炎的常见证型有热淋、血淋、气淋和劳淋。

1. 热淋

【症见】 小便频数短赤，灼热刺痛，腹部拘急胀痛，或有寒热，口苦，呕恶，或有腰痛拒按，或有大便秘结，苔黄腻，脉滑数。

【治则】 清热利湿，通淋。

【取穴】 膀胱俞、阴陵泉、三焦俞（图6-1至图6-3）。

膀胱俞： 第二骶椎棘突下，旁开1.5寸。

阴陵泉： 胫骨内侧髁下缘凹陷中。

三焦俞： 第一腰椎棘突下，旁开1.5寸。

【灸法】 热淋为湿热蕴结下焦导致膀胱气化不利的实热证，所以灸治时间宜短，取穴宜少，应用泻法。取1~2穴，用小艾炷无瘢痕灸，灸3~5壮，用口吹火，使其快燃快灭，灸毕不按穴。隔天1次，10次为1个疗程。

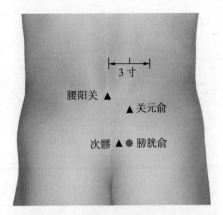

▲ 图 6-1　膀胱俞

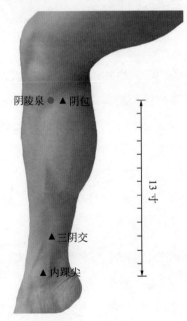

▲ 图 6-2　阴陵泉

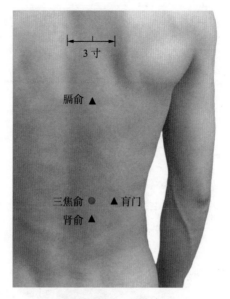

3寸

膈俞 ▲

三焦俞 ● ▲肓门
肾俞 ▲

▲ 图 6-3　三焦俞

【配穴】 血尿甚者，加血海、三阴交，2 穴均用艾条温和灸，灸 5 分钟左右；腹部拘急胀痛者，加中极，用艾条温和灸，灸至胀痛缓解，有排尿感为止；大便秘结者，加天枢、大横，用温针灸，留针时捏少许艾绒在针柄上；患者出现恶寒、发热等表证，加大椎、合谷，大椎先用艾条温和灸 2～3 分钟，待局部皮肤有红晕后，刺络拔罐，合谷用艾条温和灸，灸 5 分钟左右即可。

2. 血淋

【症见】 小便热涩刺痛，溺色深红，或夹有血块，疼痛满急加剧，或见心烦，舌尖红，苔黄，脉滑数。

【治则】 清热凉血，通淋。

【取穴】 膀胱俞、中极、血海、地机（图 6-4 至图 6-7）。

膀胱俞：第二骶椎棘突下，旁开 1.5 寸。

中　极：前正中线，脐下 4 寸。

血　海：屈膝，髌骨内上缘上 2 寸。

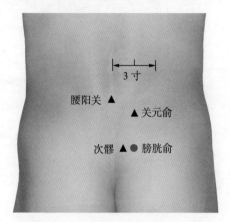

▲ 图 6-4　膀胱俞

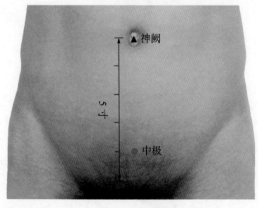

▲ 图 6-5　中极

地机：阴陵泉直下 3 寸。

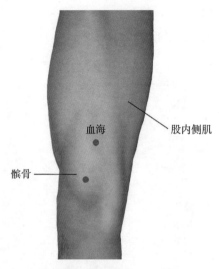

▲ 图6-6　血海

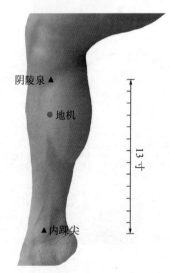

▲ 图6-7　地机

【灸法】 膀胱俞、中极均用小艾炷无瘢痕灸 5～7 壮，连灸 5 天，然后改灸血海、地机，用艾条温和灸，灸 5 分钟左右，连续 5 天，每日 1 次，10 次为 1 个疗程。膀胱俞、中极，分别为膀胱之俞、募穴，有通利水腑的作用，血海、地机为脾经腧穴，主治血分病，诸穴共奏凉血通淋之功，注意艾灸时间不宜过长。

【配穴】 若小便色红热痛、心烦者，加心俞、小肠俞，均用小艾炷无瘢痕灸 5～7 壮。

3. 气淋

【症见】 郁怒之后，小便涩滞，淋漓不宣，少腹胀满疼痛，苔薄白，脉弦。

【治则】 疏肝理气，通淋。

【取穴】 膀胱俞、三焦俞、太冲、行间（图 6-8 至图 6-11）。

膀胱俞：第二骶椎棘突下，旁开 1.5 寸。

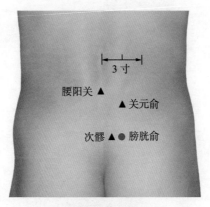

▲ 图 6-8　膀胱俞

三焦俞：第一腰椎棘突下，旁开 1.5 寸。

太冲：足背第一、二跖骨结合部之前凹陷中。

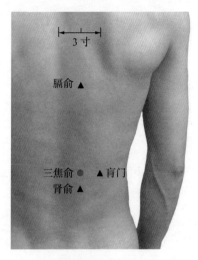

▲ 图 6-9　三焦俞

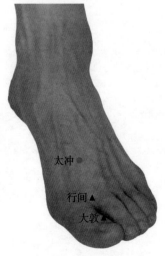

▲ 图 6-10　太冲

行间：足背第一、二趾间缝纹端。

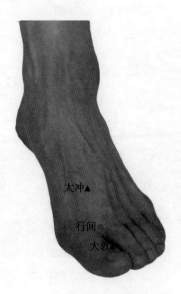

▲ 图 6-11　行间

【灸法】　膀胱俞是治疗淋证的首选穴，用小艾炷无瘢痕灸，灸
5～7 壮，采用泻法；行间、太冲、三焦俞功在疏理气机而行气利水，
取 1～2 穴，三焦俞灸法同膀胱俞，行间、太冲用温针灸，留针期间
捻一撮艾绒在针柄上。

4. 劳淋

【症见】　小便不甚涩赤，溺痛不甚，但淋沥不已，时作时止，
遇劳即发，腰膝酸软，神疲乏力，病程缠绵，舌质淡，脉细弱。

【治则】　健脾益肾，通淋。

【取穴】　气海、关元、中极、肾俞（图 6-12 至图 6-15）。

气海：前正中线，脐下 1.5 寸。

关元：前正中线，脐下 3 寸。

中极：前正中线，脐下 4 寸。

肾俞：第二腰椎棘突下，旁开 1.5 寸。

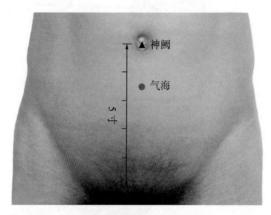

▲ 图 6-12　气海

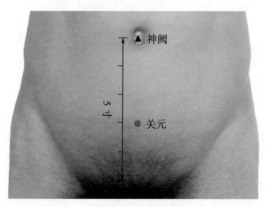

▲ 图 6-13　关元

【灸法】　劳淋日久，正虚为本，湿热为标，4 穴均可用中艾炷无瘢痕灸，灸 7 壮，如用艾条温和灸，时间可延长至 10～15 分钟，每

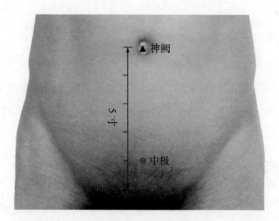

▲ 图 6-14　中极

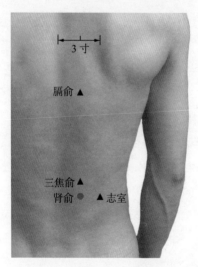

▲ 图 6-15　肾俞

日 1 次，或隔日 1 次，10 次为 1 个疗程。

　　【配穴】 腰膝酸软者，加命门、腰阳关，与肾俞同做温盒灸法；神疲乏力者，加足三里、脾俞，用艾条温和灸，灸 10～15 分钟。

小贴士

注意外阴清洁，不憋尿，多饮水，每2~3小时排尿一次，房事后排尿，防止秽浊之邪上逆膀胱；养成良好的饮食习惯，饮食宜清淡，忌肥腻辛辣酒醇之品；避免纵欲过劳，保持心情舒畅，提高机体抗病能力。

热淋、血淋多见于尿路感染急性期，用抗生素抗感染治疗，待病情稳定后辨证施灸，灸法适用于本虚标实之气淋、劳淋，对湿热蕴结膀胱之热淋、血淋等证型可酌情选用毫针刺法、刺络拔罐、耳针法、三棱针法、皮肤针法等。

二、前列腺增生

（一）概述

前列腺增生是因腺体增生引起的老年男性排尿障碍的常见病。随着年龄增长，体内性激素水平改变及雌、雄激素的协同效应失调，可能是前列腺增生的重要病因。前列腺增生早期症状是尿频和急迫性尿失禁，而后逐渐集中表现为排尿迟缓、断续、尿流细而无力、射程短、终末滴沥、排尿时间延长，梗阻严重时会出现尿失禁。前列腺增生严重影响病人的生活质量。

中医学将前列腺增生归为"癃闭"范畴。

（二）病因病机

癃闭多由外邪侵袭、饮食不节、情志内伤、瘀浊内停、体虚久病引起。其基本病机是膀胱气化失调。病位在膀胱，与肾、脾、肝、肺密切相关。

（三）证候表现及灸法治疗

癃闭的常见证型有膀胱湿热、肺热壅盛、肝郁气滞、浊瘀阻塞、中气不足、肾阳衰惫。

1. 膀胱湿热证

【症见】 小便点滴不通，或量极少而短赤灼热，小腹胀满，口苦口黏，或口渴不欲饮，或大便不畅，舌质红，苔黄腻，脉数。

【治则】 清热利湿，通利小便。

【取穴】 膀胱俞、三焦俞、阴陵泉（图 6-16 至图 6-18）。

膀胱俞：第二骶椎棘突下，旁开 1.5 寸。

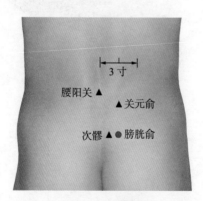

3 寸

腰阳关 ▲　　　▲关元俞

次髎 ▲●膀胱俞

▲ 图 6-16　膀胱俞

三焦俞：第一腰椎棘突下，旁开 1.5 寸。

阴陵泉：胫骨内侧髁下缘凹陷中。

【灸法】 膀胱湿热证是实热证，应灸治时间短、选穴精、用泻

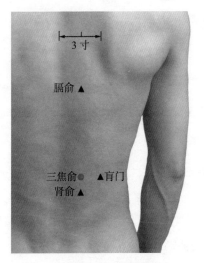

▲ 图 6-17. 三焦俞

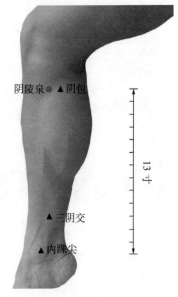

▲ 图 6-18 阴陵泉

法。选 2～3 穴，用小艾炷无瘢痕灸，用口吹火，使其快燃快灭，灸 3～5 壮，灸毕不按穴，隔日 1 次，10 次为 1 个疗程。

【配穴】 小腹胀满，加中极，触诊明确膨胀的膀胱底部后，深刺中极，大幅度提插，要有明显的针感，并且针感要放射到会阴部，留 20 分钟，留针期间，捻一撮艾绒在针柄上，做温针灸。

2. 肺热壅盛证

【症见】 小便不畅或点滴不通，咽干，烦渴欲饮，呼吸急促，或有咳嗽，舌红，苔薄黄，脉数。

【治则】 清泻肺热，通利水道。

【取穴】 中极、膀胱俞、大椎（图 6-19 至图 6-21）。

中极：前正中线，脐下 4 寸。

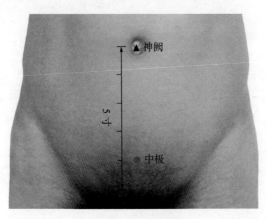

▲ 图 6-19　中极

膀胱俞：第二骶椎棘突下，旁开 1.5 寸。

大椎：第七颈椎与第一胸椎棘突间正中处，低头时明显。

【灸法】 中极、膀胱俞做艾条温和灸，5～10 分钟；大椎先用艾

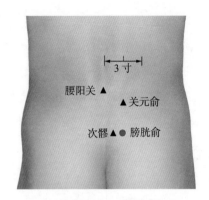

▲ 图6-20　膀胱俞

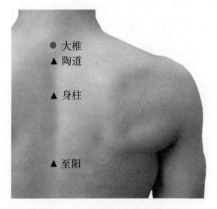

▲ 图6-21　大椎

条温和灸，灸3～5分钟，局部皮肤红润后将艾条移开，做刺络拔罐。隔日1次，10次为1个疗程。

3.肝郁气滞证

【症见】　小便不通或通而不爽，情志郁闷，或多烦善怒，胁腹胀满，舌红，苔薄黄，脉弦。

【治则】　疏肝理气，通利小便。

【取穴】　中极、三焦俞、太冲（图 6-22 至图 6-24）。

中极：前正中线，脐下 4 寸。

三焦俞：第一腰椎棘突下，旁开 1.5 寸。

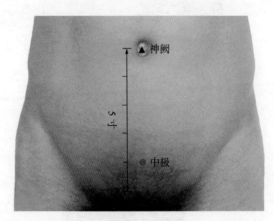

▲ 图 6-22　中极

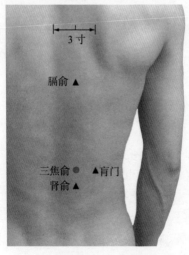

▲ 图 6-23　三焦俞

太冲：足背第一、二跖骨结合部之前凹陷中。

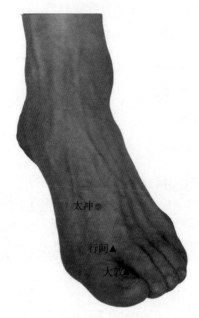

太冲

行间▲

大敦

▲ 图6-24 太冲

【灸法】 中极、三焦俞通利小便，太冲疏通气机，均可选小艾炷无瘢痕灸，灸3～5壮，用泻法。具体方法参见膀胱湿热型癃闭的操作内容。太冲用艾条温和灸，5～10分钟，隔日1次，10次为1个疗程。

【配穴】 情志郁闷、两胁胀痛者，加内关宽胸理气、期门疏肝理气，用艾条温和灸，灸5～10分钟。

4. **浊瘀阻塞证**

【症见】 小便点滴而下，或尿如细线，甚则阻塞不通，小腹胀满疼痛，舌紫暗，或有瘀点，脉涩。

【治则】 行气活血，化瘀利水。

【取穴】 中极、血海、三阴交（图 6-25 至图 6-27）。

中极：前正中线，脐下 4 寸。

血海：屈膝，髌骨内上缘上 2 寸。

三阴交：内踝高点上 3 寸，胫骨内侧面的后缘。

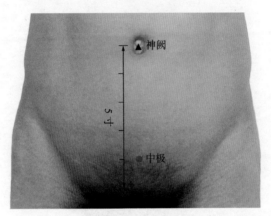

▲ 图 6-25　中极

【灸法】 中极用温针灸，留针 15～20 分钟，或中艾炷无瘢痕灸 5～7 壮；重用血海、三阴交活血化瘀，用艾条温和灸 10 分钟左右，每日 1 次，10 次为 1 个疗程。

5. 中气不足证

【症见】 小腹坠胀，时欲小便而不得出，或量少而不畅，神疲乏力，食欲不振，气短而语声低微，舌淡，苔薄脉细。

【治则】 健脾助运，化气行水。

【取穴】 气海、足三里、水道（图 6-28 至图 6-30）。

气海：前正中线，脐下 1.5 寸。

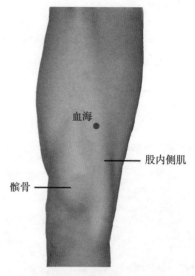

▲ 图6-26　血海

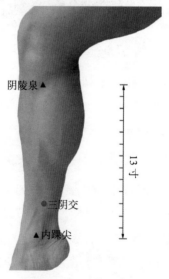

▲ 图6-27　三阴交

足三里：犊鼻穴下 3 寸，胫骨前嵴外一横指处。

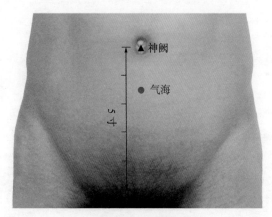

▲ 图 6-28　气海

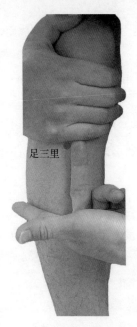

▲ 图 6-29　足三里

水道：脐下 3 寸，前正中线旁开 2 寸。

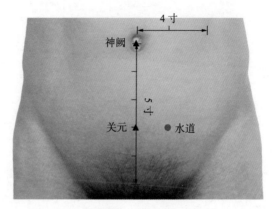

▲ 图 6-30　水道

【灸法】　中气不足，排尿无力导致的癃闭，用气海补益中气，可选用中艾炷无瘢痕灸，灸 7 壮，或隔姜片，做隔姜灸，加强温通的作用；足三里、水道用艾条温和灸，灸 10～15 分钟。每日 1 次，10 次为 1 个疗程。

【配穴】　食欲不振、神疲乏力者，加中脘、百会。中脘用中艾炷无瘢痕灸，灸 7 壮；百会用雀啄灸，灸 5 分钟左右，注意不要烧伤头发及毛囊。

6. 肾阳衰惫证

【症见】　小便不通或点滴不爽，排出无力，面色㿠白，肾气怯弱，畏寒肢冷，腰膝酸软无力，舌淡胖，苔薄白，脉沉细或弱。

【治则】　温补肾阳，化气行水。

【取穴】　关元、肾俞、膀胱俞（图 6-31 至图 6-33）。

关元：前正中线，脐下 3 寸。

肾俞：第二腰椎棘突下，旁开 1.5 寸。

膀胱俞：第二骶椎棘突下，旁开 1.5 寸。

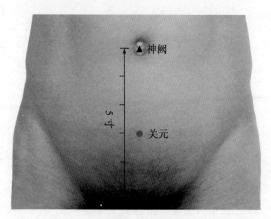

▲ 图 6-31　关元

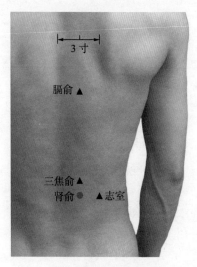

▲ 图 6-32　肾俞

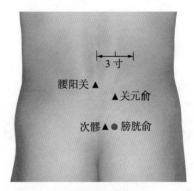

▲ 图6-33　膀胱俞

【灸法】　选穴重在温补肾阳，关元、肾俞、膀胱俞用大艾炷无瘢痕灸，灸7壮，连灸3天后如症状无好转，关元改用大艾炷隔姜灸，灸7～14壮。每日1次，10次为1个疗程。

【配穴】　腰膝酸软无力，畏寒肢冷者，加命门、腰阳关，与肾俞同做温盒灸法，温盒灸法有热量大、火力持久的优势。

小贴士

　　前列腺增生患者可因气候变化、劳累、饮酒、便秘、久坐等因素诱发或加重病情，使前列腺突然充血、水肿导致急性尿潴留，需去医院就诊；锻炼身体，增强身体抵抗力；保持心情舒畅，消除紧张情绪，切忌忧思恼怒；禁食辛辣肥甘；积极配合治疗。

　　灸法治疗癃闭疗效明显，像中极、关元、气海、肾俞、膀胱俞等穴已为古今临床治疗癃闭的首选穴、特效穴，但灸法毕竟有其局限，对于湿热下注、气滞血瘀型癃闭，可选择毫针刺法、芒针、三棱针放血、皮肤针叩刺、耳针、穴位注射、穴位贴敷、穴位照射等方法治疗。

三、勃起功能障碍

（一）概述

勃起功能障碍（ED）指持续或反复不能达到或维持足够阴茎勃起以完成满意的性生活。一般认为，病程应至少在 3 个月以上方能诊断为 ED。阳痿是影响人们身心健康一个常见病，需要积极治疗。

勃起功能障碍相当于中医学"阳痿"。

（二）病因病机

中医学认为阳痿的病因主要有劳伤久病、饮食不节、七情所伤、外邪侵袭等。其基本病机为肝、肾、心、脾受损，经脉空虚，或经络阻滞，导致宗筋不用而成。

（三）证候表现及灸法治疗

阳痿常有命门火衰、心脾亏虚、肝郁气滞、惊恐伤肾、湿热下注等证型。

1. 命门火衰证

【症见】　阳事不举，或举而不坚，精薄清冷，神疲倦怠，畏寒肢冷，面色㿠白，头晕耳鸣，腰膝酸软，夜尿清长，舌淡胖，苔薄白，脉沉细。

【治则】　温肾壮阳。

【取穴】　关元、命门、肾俞、志室、三阴交（图 6-34 至图 6-38）。

关元：前正中线，脐下 3 寸。

命门：第二、三腰椎棘突之间。

肾俞：第二腰椎棘突下，旁开 1.5 寸。

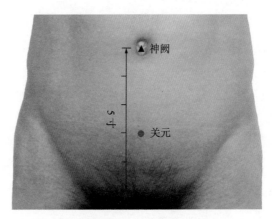

▲ 图 6-34　关元

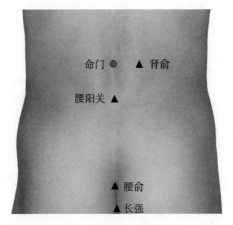

▲ 图 6-35　命门

志室：第二腰椎棘突下，旁开 3 寸。

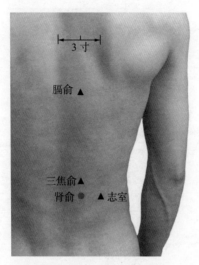

▲ 图 6-36　肾俞

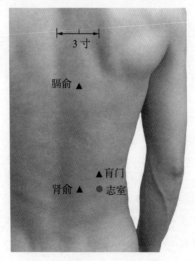

▲ 图 6-37　志室

三阴交：内踝高点上 3 寸，胫骨内侧面的后缘。

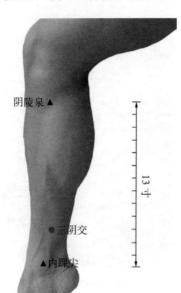

▲ 图 6-38　三阴交

【灸法】　关元用大艾炷隔附子饼灸，灸 7～14 壮，局部皮肤应有红晕，穴位深部应有温热感，并且温热感向前阴放射；命门、肾俞、志室 3 穴相邻，功效相近，用温盒灸法，灸 10～15 分钟；三阴交用艾条温和灸，灸 15 分钟。每日 1 次，10 次为 1 个疗程。

【配穴】　畏寒肢冷，腰膝酸软者，加腰阳关，和命门、肾俞、志室一同用温盒灸法。

2. 心脾亏虚证

【症见】　阳痿不举，心悸，失眠多梦，神疲乏力，面色萎黄，食少纳呆，腹胀便溏，舌淡，苔薄白，脉细弱。

【治则】　补益心脾。

【取穴】 心俞、脾俞、三阴交、足三里（图 6-39 至图 6-42）。

心俞：第五胸椎棘突下，旁开 1.5 寸。

脾俞：第十一胸椎棘突下，旁开 1.5 寸。

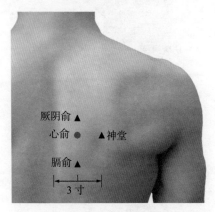

▲ 图 6-39　心俞

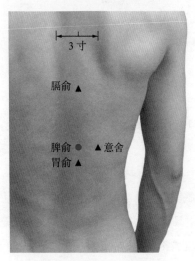

▲ 图 6-40　脾俞

三阴交：内踝高点上 3 寸，胫骨内侧面的后缘。

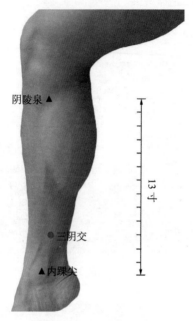

▲ 图 6-41　三阴交

足三里：犊鼻穴下 3 寸，胫骨前嵴外一横指处。

【灸法】　心俞、脾俞用中艾炷做无瘢痕灸，灸 7 壮；三阴交用艾条温和灸，灸 10～15 分钟；足三里本应做瘢痕灸，但灸疮处理有难度，可改用艾条温和灸，灸 10 分钟左右。每日或隔日 1 次，10 次为 1 个疗程。

【配穴】　失眠多梦者，加内关、神门，均用艾条温和灸，灸 10 分钟左右；食少纳呆者，加中脘、内关，中脘用中艾炷隔姜灸，灸 7 壮，内关用艾条温和灸，灸 10 分钟左右；脾虚便溏者，加天枢、神阙，用中艾炷无瘢痕灸，灸 7 壮。

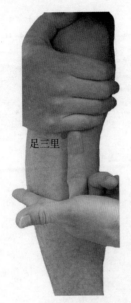

足三里

▲ 图 6-42　足三里

3. 肝郁气滞证

【症见】　阳事不起，或起而不坚，心情抑郁，胸胁胀痛，脘闷，食少便溏，苔薄白，脉弦。

【治则】　疏肝理气。

【取穴】　内关、太冲、阴陵泉、三阴交（图 6-43 至图 6-46）。

内关：腕横纹上 2 寸，掌长肌腱与桡侧腕屈肌腱之间。

太冲：足背第一、二跖骨结合部之前凹陷中。

阴陵泉：胫骨内侧髁下缘凹陷中。

三阴交：内踝高点上 3 寸，胫骨内侧面的后缘。

【灸法】　对肝气郁结、经脉阻滞导致的宗筋不用，重用内关、太冲宽胸理气，用艾条温和灸 5~10 分钟；阴陵泉是胆之合穴、筋

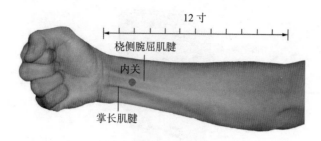

▲ 图6-43 内关

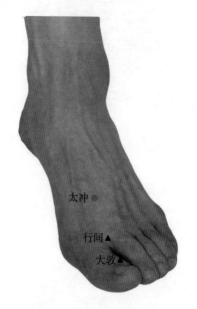

▲ 图6-44 太冲

之会穴，有疏通肝胆气机、舒筋活络的作用，用艾条温和灸5～10分钟；三阴交灸法同上。每日1次或隔日1次，10次为1个疗程。

【配穴】 胸胁胀满者，加期门，用艾条温和灸，灸5～10分钟左右；食欲不振者，加中脘、足三里，均用艾条温和灸，灸量同上。

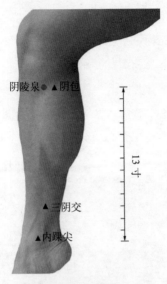

阴陵泉 ● ▲ 阴包

▲ 三阴交

▲ 内踝尖

13 寸

▲ 图 6-45 阴陵泉

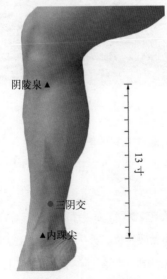

阴陵泉 ▲

● 三阴交

▲ 内踝尖

13 寸

▲ 图 6-46 三阴交

4. 惊恐伤肾证

【症见】 阳痿不振，心悸易惊，胆怯多疑，夜多噩梦，常有被惊吓史，苔薄白，脉弦细。

【治则】 益肾宁神。

【取穴】 心俞、肾俞、胆俞（图6-47至图6-49）。

心俞：第五胸椎棘突下，旁开1.5寸。

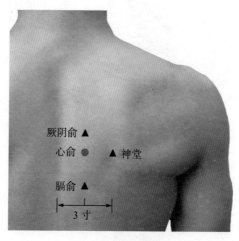

厥阴俞 ▲

心俞 ● ▲ 神堂

膈俞 ▲

3寸

▲ 图6-47　心俞

肾俞：第二腰椎棘突下，旁开1.5寸。

胆俞：第十胸椎棘突下，旁开1.5寸。

【灸法】 惊恐伤肾多因卒受惊恐，伤于心肾，导致气机逆乱，宗筋不用，阳事不举，选心俞、肾俞、胆俞，以宁心补肾、安神定志。诸穴用中艾炷无瘢痕灸，灸7壮，隔日1次，10次为1个疗程。

【配穴】 经常失眠、噩梦惊醒者，加神门、内关、三阴交，选1～2穴，用艾条温和灸，灸10分钟。

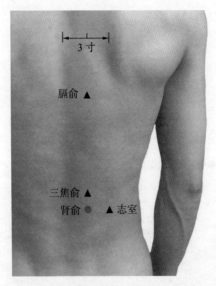

▲ 图 6-48 肾俞

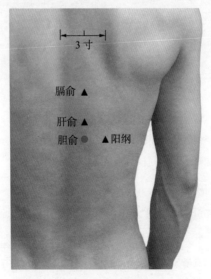

▲ 图 6-49 胆俞

5.湿热下注证

【症见】 阴茎萎软，阴囊潮湿，瘙痒腥臭，睾丸坠胀作痛，小便赤涩灼痛，胁胀腹闷，肢体困倦，泛恶口苦，舌红苔黄腻，脉滑数。

【治则】 清利湿热。

【取穴】 中极、阴陵泉、膀胱俞、三阴交（图6-50至图6-53）。

中极：前正中线，脐下4寸。

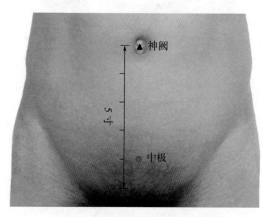

▲ 图6-50　中极

阴陵泉：胫骨内侧髁下缘凹陷中。

膀胱俞：第二骶椎棘突下，旁开1.5寸。

三阴交：内踝高点上3寸，胫骨内侧面的后缘。

【灸法】 本证为湿热之邪下注肝经，经脉阻遏，致使宗筋不利。用穴不宜过多，施灸时间不宜过长，点到为止。取2穴，艾条温和灸5分钟，隔日1次，连续灸5次，换另2穴，亦用艾条温和灸5分钟，隔日1次，连续灸5次，10次为1个疗程。

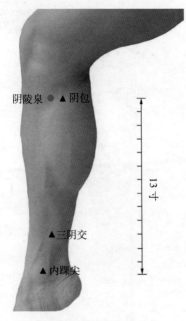

▲ 图 6-51　阴陵泉

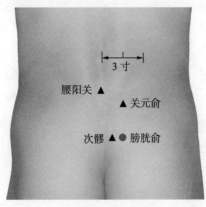

▲ 图 6-52　膀胱俞

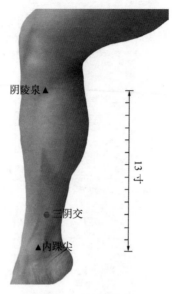

阴陵泉▲

13 寸

●三阴交

▲内踝尖

▲ 图 6-53　三阴交

小贴士

　　患者切忌恣情纵欲，房事过频，宜清心寡欲，摒除杂念，移情养性；不宜过食肥甘醇酒，避免湿热内生，阻塞经络造成阳痿；积极治疗易造成阳痿的原发病；精神抑郁、情绪低落、焦虑、惊恐是导致阳痿的重要精神因素，因此调畅情志、愉悦心情、防止精神紧张是预防及调护的重要环节。

　　灸法对命门火衰、心脾亏虚、惊恐伤肾、肝郁气滞型阳痿可获得满意疗效；惊恐伤肾型阳痿需配合心理治疗；湿热下注型阳痿不建议首选灸法，毫针刺法、刺络拔罐法、三棱针法、皮肤针法、耳针及中药外洗均可酌情选用。

四、早泄

（一）概述

一般认为早泄是性交时阴茎能勃起，但对射精失去控制能力，阴茎插入阴道前或刚插入即射精。过去大都认为早泄是心理性原因，近来研究发现早泄患者存在阴茎感觉过敏，或有包皮阴茎头炎、前列腺炎等疾病。

"早泄"，中西医同名。早泄是常见的男性性功能障碍表现，约有 1/3 已婚男性在不同程度上曾经或一直为此而烦恼。

（二）病因病机

早泄多由情志内伤，湿热侵袭，纵欲过度，久病体虚所致。病机为肾失封藏，精关不固。病位在肾，与心、脾相关。本病虚实夹杂，虚多实少。

（三）证候表现及灸法治疗

早泄常有肝经湿热、阴虚火旺、心脾两虚、肾气不固等证型。

1.肝经湿热证

【症见】　泄精过早，阴茎易举，阴囊潮湿，瘙痒坠胀，口苦咽干，胸胁胀痛，小便涩赤，舌红，苔黄腻，脉弦滑。

【治则】　清泻肝经湿热。

【取穴】　中极、阴陵泉、太冲、三阴交（图 6-54 至图 6-57）。

中极：前正中线，脐下 4 寸。

阴陵泉：胫骨内侧髁下缘凹陷中。

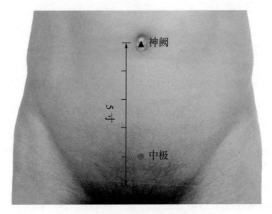

▲ 图6-54　中极

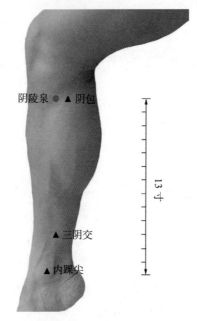

▲ 图6-55　阴陵泉

太冲：足背第一、二跖骨结合部之前凹陷中。

三阴交：内踝高点上 3 寸，胫骨内侧面的后缘。

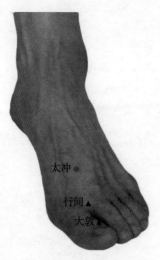

▲ 图 6-56　太冲

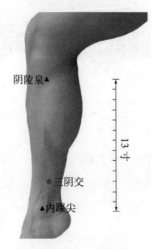

▲ 图 6-57　三阴交

【灸法】 证属肝经湿热下扰阴器，灸治时间宜短，操作时用泻法。选2~3穴，用中艾炷无瘢痕灸3~5壮，灸时用口吹旺艾火，快燃快灭，灸毕不按穴，意在驱逐邪气。

2.阴虚火旺证

【症见】 过早泄精，性欲亢进，头晕目眩，五心烦热，腰膝酸软，时有遗精，舌红少苔，脉细数。

【治则】 滋阴降火。

【取穴】 太溪、三阴交、然谷（图6-58至图6-60）。

太溪：内踝与跟腱之间的凹陷中。

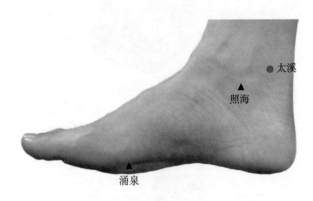

▲ 图6-58 太溪

三阴交：内踝高点上3寸，胫骨内侧面的后缘。

然谷：足内侧缘，足舟骨粗隆下方，赤白肉际处。

【灸法】 阴虚火旺证不宜选用灸法，即使使用灸法，也是点到为止。取2~3穴，用小艾炷无瘢痕灸，灸3~5壮，均用泻法，操作同上。

【配穴】 阴虚盗汗者，加合谷、复溜，均用中艾炷无瘢痕灸，

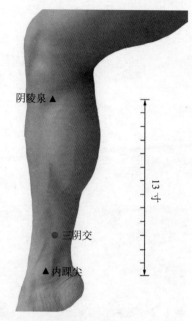

阴陵泉▲

13 寸

● 三阴交

▲内踝尖

▲ 图 6-59 三阴交

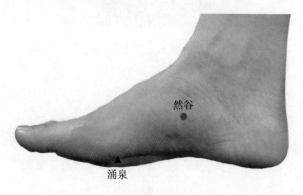

然谷
●

▲
涌泉

▲ 图 6-60 然谷

3～5 壮，采用泻法，方法同上。

3. 心脾两虚证

【症见】 早泄，神疲乏力，形体消瘦，面色少华，心悸怔忡，食少便溏，舌淡脉细。

【治则】 补益心脾。

【取穴】 心俞、脾俞、足三里（图 6-61 至图 6-63）。

心俞：第五胸椎棘突下，旁开 1.5 寸。

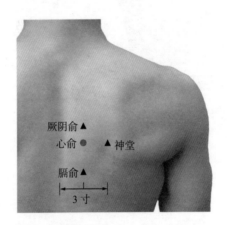

厥阴俞 ▲

心俞 ● ▲ 神堂

膈俞 ▲

|←— 3 寸 —→|

▲ 图 6-61 心俞

脾俞：第十一胸椎棘突下，旁开 1.5 寸。

足三里：犊鼻穴下 3 寸，胫骨前嵴外一横指处。

【灸法】 心俞、脾俞用中艾炷无瘢痕灸，灸 7 壮；足三里用艾条温和灸，灸 10～15 分钟。每日灸 1 次，10 次为 1 个疗程。

【配穴】 食少便溏者，加中脘、天枢。中脘用中艾炷隔姜灸，灸 5～7 壮；天枢用中艾炷无瘢痕灸，灸 5～7 壮。

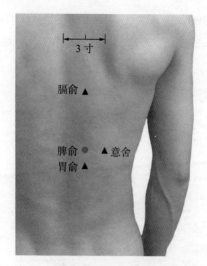

▲ 图 6-62　脾俞

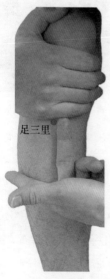

▲ 图 6-63　足三里

4. 肾气不固证

【症见】 早泄遗精，性欲减退，面色㿠白，腰膝酸软，夜尿清长，舌淡苔薄，脉沉弱。

【治则】 益肾固精。

【取穴】 肾俞、志室、太溪、关元（图 6-64 至图 6-67）。

肾俞：第二腰椎棘突下，旁开 1.5 寸。

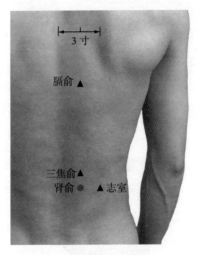

▲ 图 6-64　肾俞

志室：第二腰椎棘突下，旁开 3 寸。

太溪：内踝与跟腱之间的凹陷中。

关元：前正中线，脐下 3 寸。

【灸法】 肾俞、志室同在第二腰椎棘突下，相距 1.5 寸，可用艾条在两穴间横向做回旋灸，灸 10～15 分钟；太溪用艾条温和灸，灸 10～15 分钟；关元用中艾炷无瘢痕灸，灸 7 壮。选 2～3 穴，每日 1 次，10 次为 1 个疗程。

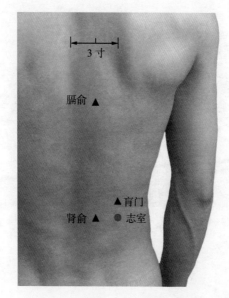

▲ 图6-65　志室

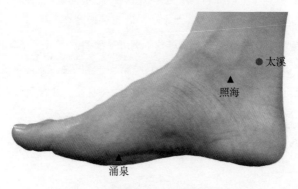

▲ 图6-66　太溪

【配穴】　腰膝酸软者，加命门、腰阳关，和肾俞、志室一同做温盒灸法，灸10分钟左右；夜尿清长者，加中极、关元、膀胱俞，均可用中艾炷无瘢痕灸，选1～2穴，灸7壮。

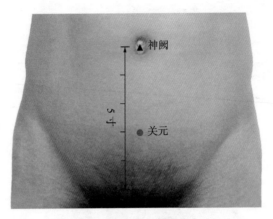

▲ 图6-67　关元

小贴士

　　注意精神调养，清心寡欲，排除妄念，调养情志，丰富文体活动；避免过度脑力劳动，做到劳逸结合，适当参加体力劳动；少食醇酒、辛辣厚味等刺激性食品。

　　肝经湿热、阴虚火旺均为热证，一实一虚，临证不首选灸法，可用毫针刺法、刺络拔罐、三棱针法、皮肤针法、耳针等方法。如果是泌尿生殖系统炎症刺激所致，应治疗原发病。

第7章 内分泌系统疾病

一、肥胖症

（一）概述

肥胖症指体内脂肪堆积过多和（或）分布异常、体重增加，是包括遗传和环境因素在内的多种因素相互作用所引起的慢性代谢性疾病。轻度肥胖症多无症状；中重度肥胖症可引起气急、关节痛、肌肉酸痛、体力活动减少，以及焦虑、忧虑等，并伴有睡眠中阻塞性呼吸暂停、胆囊疾病、高尿酸血症、痛风、骨关节病、静脉血栓、生育功能受损，以及乳腺癌、前列腺癌等；严重肥胖症患者在精神方面付出很大代价，自我感觉不良，社会关系不佳，受教育及就业困难。

成人的体重分级与标准，见表7-1。

表7-1 成人体重分级与标准

分级	过轻	正常范围	过重	轻度肥胖	中度肥胖	重度肥胖
身体质量指数	BMI < 18.5	18.5 ≤ BMI < 24	24 ≤ BMI < 27	27 ≤ BMI < 30	30 ≤ BMI < 35	BMI ≥ 35

"肥胖"，中西医同名。肥胖症与 2 型糖尿病、血脂异常、高血压、冠心病、卒中等多种疾病密切相关，肥胖症及其相关疾病可损害患者身心健康，降低生活质量，缩短预期寿命，须积极防治。

（二）病因病机

中医学认为，导致肥胖的病因有年老体弱、过食肥甘、缺乏运动、先天禀赋等。病机属阳气虚衰、痰湿偏盛。脾气虚弱则运化转输无力，水谷精微失于输布，化为膏脂和水湿，留滞体内而致肥胖；肾阳虚衰，则鼓动无力，水液失于蒸腾气化，致水湿内停而成肥胖。病位主要在脾及肌肉，与肾、心、肺、肝的功能失调亦有密切关系。

（三）证候表现及灸法治疗

肥胖有脾胃滞热证、痰湿内盛、脾虚不运和脾肾阳虚等证型。

1. 脾胃滞热证

【症见】 多食，消谷善饥，形体肥胖，脘腹胀满，面色红润，心烦头晕，口干口苦，胃脘灼痛，嘈杂，得食则缓，舌红苔黄腻，脉弦滑。

【治则】 清泻胃火，佐以消导。

【取穴】 中脘、天枢、曲池、上巨虚（图 7-1 至图 7-4）。

中脘：前正中线，脐上 4 寸。

天枢：平脐，旁开 2 寸。

曲池：屈肘侧掌成直角，当肘横纹外侧端凹陷中。

上巨虚：足三里穴下 3 寸。

【灸法】 中脘、天枢、上巨虚，有消食导滞、疏通胃腑的作用，曲池为手阳明之合穴，能清泄肠腑积热。以上四穴均可选用温针灸，

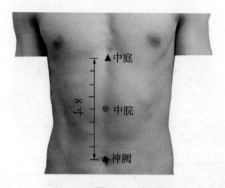

▲ 图7-1 中脘

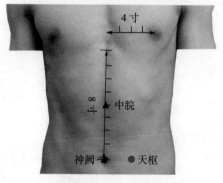

▲ 图7-2 天枢

毫针刺入得气后，用泻法，意在通腑泄热，捻少许艾绒在针柄上行温针灸。隔日1次，10次为1个疗程。

2.痰湿内盛证

【症见】 形盛体胖，身体重着，肢体困倦，胸膈痞满，痰涎壅盛，头晕目眩，口干不欲饮，嗜食肥甘醇酒，神疲嗜卧，苔白腻或白滑，脉滑。

【治则】 燥湿化痰，理气消痞。

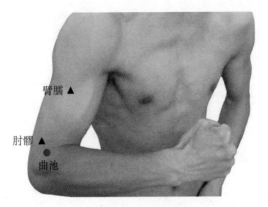

▲ 图7-3　曲池

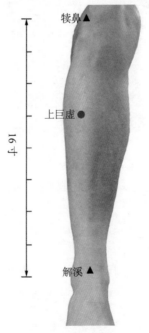

▲ 图7-4　上巨虚

【取穴】　下脘、水分、丰隆、阴陵泉（图 7-5 至图 7-8）。

下脘：前正中线，脐上 2 寸。

水分：前正中线，脐上 1 寸。

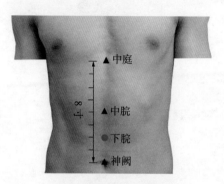

▲ 图 7-5　下脘

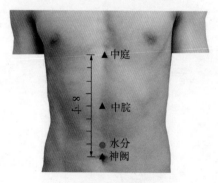

▲ 图 7-6　水分

丰隆：小腿前外侧，外膝眼与外侧踝尖连线的中点。

阴陵泉：胫骨内侧髁下缘凹陷中。

【灸法】　下脘、水分，有和胃理气、通利水湿、消积导滞的作用，丰隆、阴陵泉是化痰利湿首选穴。下脘、水分可用艾条回旋灸，

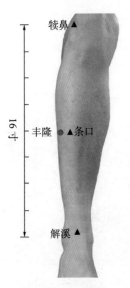

▲ 图7-7　丰隆

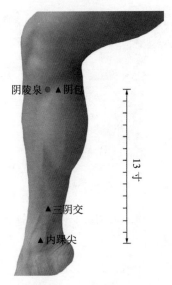

▲ 图7-8　阴陵泉

5～10 分钟；丰隆、阴陵泉分别用艾条温和灸，灸 5 分钟左右。每日或隔日 1 次，10 次为 1 个疗程。

【配穴】　腹部肥胖者，加天枢、外陵、大横、腹结；上臂肥胖者，加臂臑、臑会、消泺；大腿肥胖者，加伏兔、阴市、风市、中渎；小腿肥胖者，加委中、合阳、承筋、承山。可以在局部选 2～4 穴，施艾条回旋灸，根据面积大小、肥胖程度，灸 10 分钟左右。

3.脾虚不运证

【症见】　肥胖臃肿，神疲乏力，肢体困重，胸闷脘胀，四肢轻度浮肿，晨轻暮重，劳累后明显，饮食如常或偏少，既往多有暴饮暴食史，小便不利，便溏或便秘，舌淡胖，边有齿印，苔薄白或白腻，脉濡细。

【治则】　健脾益气，渗利水湿。

【取穴】　大横、水分、脾俞、足三里（图 7-9 至图 7-12）。

大横：平脐，旁开 4 寸。

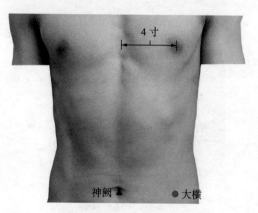

▲ 图7-9　大横

水分：前正中线，脐上 1 寸。

脾俞：第十一胸椎棘突下，旁开 1.5 寸。

足三里：犊鼻穴下 3 寸，胫骨前嵴外一横指处。

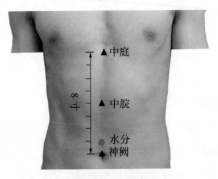

▲ 图 7-10　水分

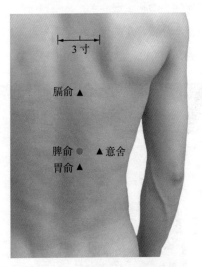

▲ 图 7-11　脾俞

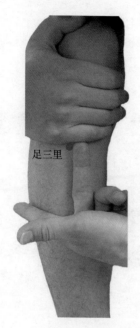

▲ 图 7-12　足三里

【灸法】　大横属脾经，能通调肠腑，水分能清利水湿，二穴相配，相得益彰，脾俞、足三里有健脾益气、助运化之功。脾俞用中艾炷无瘢痕灸，或隔姜灸，灸 7 壮；大横、水分、足三里均可用艾条温和灸或温针灸，灸 10～15 分钟。每日 1 次，10 次为 1 个疗程。

4. 脾肾阳虚证

【症见】　形体肥胖，颜面虚浮，神疲嗜卧，气短乏力，腹胀便溏，自汗气喘，动则更甚，畏寒肢冷，下肢浮肿，夜尿频数，舌淡胖，苔薄白，脉沉细。

【治则】　温补脾肾，利水化饮。

【取穴】　水分、脾俞、肾俞、关元（图 7-13 至图 7-16）。

水分：前正中线，脐上1寸。

脾俞：第十一胸椎棘突下，旁开1.5寸。

肾俞：第二腰椎棘突下，旁开1.5寸。

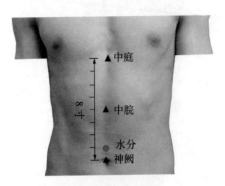

▲ 图7-13 水分

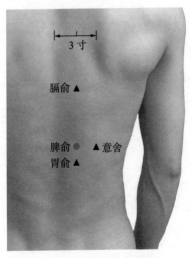

▲ 图7-14 脾俞

关元：前正中线，脐下 3 寸。

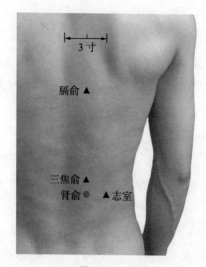

▲ 图 7-15　肾俞

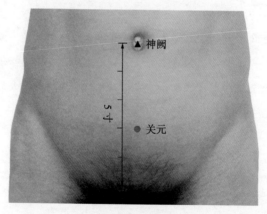

▲ 图 7-16　关元

【灸法】 脾俞、肾俞、关元有健脾温肾之功，水分能化气行水，适用于脾肾阳虚、水气内停之肥胖。脾俞、肾俞用大艾炷无瘢痕灸，脾俞也可隔姜灸，肾俞也可隔附子饼灸，灸 7 壮左右；水分、关元分别用艾条温和灸，灸 10～15 分钟。每日 1 次，10 次为 1 个疗程。

【配穴】 阳虚嗜卧者，加申脉、照海，用艾条温和灸，灸 10～15 分钟；神疲乏力者，加气海、足三里，用艾条温和灸，灸 15 分钟左右；表虚自汗者，加合谷、复溜，用艾条温和灸，灸 10 分钟左右。

> **小贴士**
>
> 肥胖对人体健康危害极大，会诱发或并发许多疾病，一旦形成肥胖，应积极治疗，持之以恒。肥胖患者饮食宜清淡，忌肥甘醇酒厚味，多食富含维生素的蔬菜、水果，适当补充蛋白质，宜低糖、低脂、低盐饮食，养成良好的饮食习惯，忌多食、暴饮暴食、忌食零食。适当参加体育锻炼或体力劳动，运动不可太过，贵在循序渐进、持之以恒。
>
> 肥胖多为本虚标实之证，既有脾肾阳气不足的一面，又有痰湿内壅的一面，临证须辨明标本虚实，合理选择治疗方法。除灸法外，可选毫针、拔罐、耳针、皮内针、火针、芒针、电针、穴位注射等方法，也可配合按摩、气功锻炼。

二、糖尿病

（一）概述

糖尿病是由胰岛素分泌和（或）作用缺陷引起的一组以慢性血糖水平增高为特征的代谢性疾病。糖尿病的临床表现被描述为"三多一少"，即多尿、多饮、多食和体重减轻。长期碳水化合物及脂肪、蛋白质代谢紊乱可引起多系统损害，导致眼、肾、神经、心脏、血管等组织器官的慢性进行性病变，进而功能减退及衰竭。病情严重或应激时可发生急性严重代谢紊乱，如糖尿病酮症酸中毒、高血糖高渗状态等。本病可使患者生活质量降低，寿命缩短，病死率增高，应积极防治。

糖尿病属中医学"消渴"范畴。

（二）病因病机

消渴病因比较复杂，与禀赋不足、饮食失节、多食膏粱厚味、饮酒过度、情志失调、思虑过度、劳倦过度等有密切关系。消渴多由津液枯涸、燥热太过，致使肺、胃、肾功能受损，最终导致阴虚燥热，发为本病。

（三）证候表现及灸法治疗

消渴临床可分为上消、中消、下消。上消多见肺热津伤证；中消多见胃热炽盛、气阴亏虚证；下消多见肾阴亏虚、阴阳两虚证。

1. 肺热津伤证

【症见】　口渴多饮，口舌干燥，尿频量多，烦热多汗，舌边尖红，苔薄黄，脉洪数。

【治则】　清热润肺，生津止渴。

【取穴】　肺俞、尺泽、少商（图 7-17 至图 7-19）。

肺俞：第三胸椎棘突下旁开 1.5 寸。

尺泽：肘横纹上，肱二头肌腱桡侧。

少商：手拇指末节桡侧，距指甲角 0.1 寸。

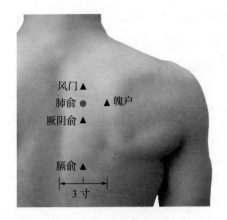

▲ 图7-17　肺俞

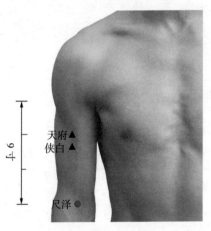

▲ 图7-18　尺泽

【灸法】　肺俞、尺泽、少商是针对肺热津伤的病理机制而选，共奏养阴清热、生津止渴之功。肺俞用小艾炷无瘢痕灸，灸3～5壮；尺泽、少商用艾条行温和灸，灸5分钟后做三棱针点刺放血。隔日1次，10次为1个疗程。

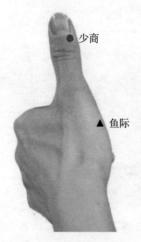

少商

鱼际

▲ 图7-19　少商

【配穴】 口渴多饮、口舌干燥者，首选金津、玉液，二穴位于舌下静脉旁，不能施灸，可以通过活动舌体，促使津液产生，古人谓之"搅海"。它有交通心肾、养阴清热之功，现代临床可用灸承浆、廉泉替代，用细艾条灸 5 分钟左右即可。并发肺结核，加膏肓、三阴交，膏肓理应用瘢痕灸，因创面不好处理，现代临床常用无瘢痕灸，取中艾炷灸 7 壮，三阴交用艾条施温和灸，灸 5～10 分钟。

2.胃热炽盛证

【症见】 多食易饥，口渴，尿多，形体消瘦，大便干燥，苔黄，脉滑实有力。

【治则】 清胃泻火，养阴增液。

【取穴】 中脘、梁门、曲池（图 7-20 至图 7-22）。

中脘：前正中线，脐上 4 寸。

梁门：脐上 4 寸，前正中线旁开 2 寸。

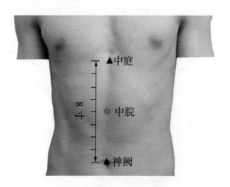

▲ 图 7-20　中脘

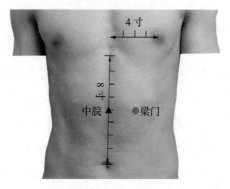

▲ 图 7-21　梁门

曲池：屈肘侧掌成直角，当肘横纹外侧端凹陷中。

【灸法】　中脘、梁门、曲池可清热润燥养胃。中脘、梁门、曲池均可用艾条施温和灸，灸 5 分钟左右。隔日 1 次，10 次为 1 个疗程。

【配穴】　大便干燥者加天枢、大横，或上巨虚、下巨虚，四穴均可使用艾条施温和灸，约 5 分钟；若燥热内结，营阴灼损，脉络

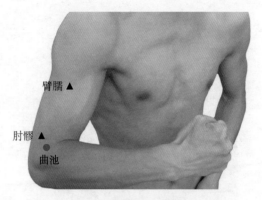

臂臑 ▲

肘髎 ▲
曲池

▲ 图 7-22　曲池

瘀阻，蕴毒成脓，发为疮疖痈疽者，在未溃之时，局部用隔蒜泥灸，隔蒜泥灸有消肿、散结、拔毒的作用，灸 7～10 壮。

3. 气阴亏虚证

【症见】　口渴引饮，能食与便溏并见，或饮食减少，精神不振，四肢乏力，体瘦，舌质淡红，苔白而干，脉弱。

【治则】　益气健脾、养阴生津。

【取穴】　脾俞、胃俞、足三里、三阴交（图 7-23 至图 7-26）。

脾俞：第十一胸椎棘突下，旁开 1.5 寸。

胃俞：第十二胸椎棘突下，旁开 1.5 寸。

足三里：犊鼻穴下 3 寸，胫骨前嵴外一横指处。

三阴交：内踝高点上 3 寸，胫骨内侧面的后缘。

【灸法】　脾俞、胃俞、足三里重在健脾益气和胃，三阴交既健脾胃之气，又可养肝肾之阴。脾俞、胃俞用中艾炷无瘢痕灸，灸 7 壮；足三里、三阴交用艾条施温和灸 5～10 分钟。每日或隔日 1 次，10 次为 1 个疗程。

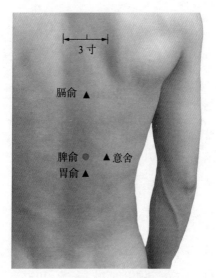

3 寸

膈俞 ▲

脾俞 ● ▲意舍
胃俞 ▲

▲ 图 7-23 脾俞

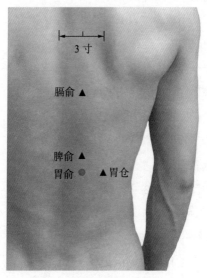

3 寸

膈俞 ▲

脾俞 ▲

胃俞 ● ▲胃仓

▲ 图 7-24 胃俞

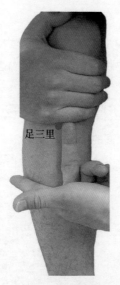

▲ 图 7-25 足三里

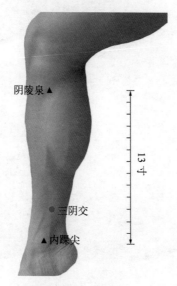

▲ 图 7-26 三阴交

4. 肾阴亏虚证

【症见】 尿频量多，浑浊如膏脂，或尿甜，腰膝酸软，乏力，头晕耳鸣，口干唇燥，皮肤干燥、瘙痒，舌红苔少，脉细数。

【治则】 滋阴固肾。

【取穴】 太溪、然谷、三阴交（图 7-27 至图 7-29）。

太溪： 内踝与跟腱之间的凹陷中。

然谷： 足内侧缘，足舟骨粗隆下方，赤白肉际处。

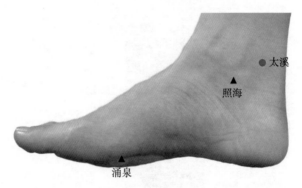

▲ 图 7-27 **太溪**

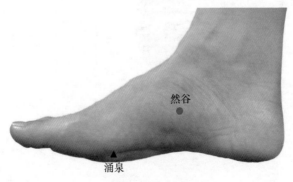

▲ 图 7-28 **然谷**

三阴交：内踝高点上 3 寸，胫骨内侧面的后缘。

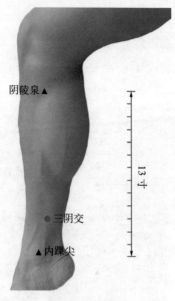

阴陵泉▲

13 寸

● 三阴交

▲内踝尖

▲ 图 7-29　三阴交

【灸法】　太溪、然谷均属肾经，有补肾、养阴、清热的作用，三阴交有补益肝肾之功，可用艾条温和灸，灸 5 分钟左右。每日或隔日 1 次，10 次为 1 个疗程，视病情连续施灸，疗程间隔 3～5 天。

【配穴】　肾阴亏虚，肝肾精血不足，目失所养，并发白内障、眼底疾病者，加光明、悬钟，用艾条温和灸 5～10 分钟；若并发高血压，出现头晕耳鸣者，加太冲、太溪，用艾条温和灸，灸 5 分钟左右。

5. 阴阳两虚证

【症见】　小便频数，混浊如膏，甚至饮一溲一，面容憔悴，耳轮干枯，腰膝酸软，四肢欠温，畏寒肢冷，阳痿或月经不调，舌淡，苔白而干，脉沉细无力。

【治则】 滋阴补肾，温阳固涩。

【取穴】 肾俞、关元、太溪、三阴交（图 7-30 至图 7-33）。

肾俞：第二腰椎棘突下，旁开 1.5 寸。

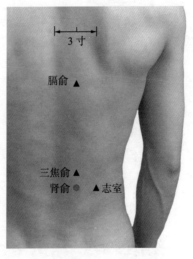

3 寸

膈俞 ▲

三焦俞 ▲
肾俞 ● ▲志室

▲ 图 7-30　肾俞

关元：前正中线，脐下 3 寸。

太溪：内踝与跟腱之间的凹陷中。

三阴交：内踝高点上 3 寸，胫骨内侧面的后缘。

【灸法】 肾俞、关元有补肾温阳的作用，太溪、三阴交有滋补肾阴的作用，胃脘下俞有养阴清热、润燥止渴的作用。胃脘下俞、肾俞、关元均可用中艾炷无瘢痕灸，灸 5～7 壮；三阴交、太溪用艾条温和灸，灸 5～10 分钟。每日或隔日 1 次，10 次为 1 个疗程。

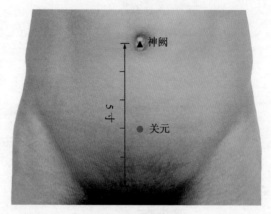

▲ 图 7-31 关元

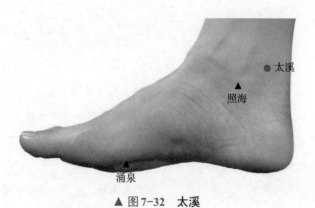

▲ 图 7-32 太溪

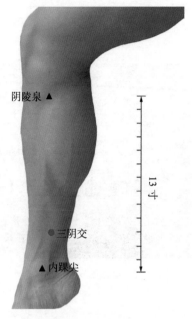

阴陵泉 ▲

13寸

● 三阴交

▲ 内踝尖

▲ 图7-33　三阴交

小贴士

　　糖尿病患者除药物治疗外，还应注意生活调摄，平时要戒烟酒，保持心情平和，制定并实施有规律的生活起居制度。糖尿病患者应随时监测血糖变化，按时服药，及早防治各种并发症的出现。

　　上、中、下三消的病位，无论是在肺、在胃，还是在肾，基本病机是阴虚为本、燥热为标，而灸法毕竟是温热刺激，故灸量不宜过大，灸治时间不宜过长。

三、高脂血症

（一）概述

高脂血症是由于机体脂肪代谢或运转异常，使血浆中一种或多种脂质高于正常水平而形成的病症。高脂血症主要表现为血浆中胆固醇和（或）甘油三酯水平升高，多数患者无明显症状和体征。高脂血症可分为原发性和继发性两类。原发性高脂血症与遗传、环境因素有关；继发性高脂血症多继发于糖尿病、高血压、黏液性水肿、甲状腺功能低下、肥胖、肝肾疾病、肾上腺皮质功能亢进等代谢性疾病。

高脂血症涉及中医学"痰饮""肥胖""血瘀"等范畴。高脂血症的治疗是综合性的，患者若积极治疗、耐心施灸，可收到较好疗效。

（二）病因病机

中医学认为高脂血症的形成是由肝、脾、肾三脏及气血功能失调所致，多因饮食无度、情志不遂、劳逸失调，或先天脾胃虚弱、年老久病，致脾胃运化失常，肝胆疏泄失调，使膏脂内聚，变生痰浊，久而成瘀。该病属本虚标实证。

（三）证候表现及灸法治疗

高脂血症临床可见痰浊阻遏、脾肾阳虚、阴虚阳亢、气滞血瘀等证型。

1. **痰浊阻遏证**

【症见】 形体肥胖，肢体沉重，头重如裹，胸闷，呕恶痰涎，口淡食少，舌胖，苔滑腻，脉弦滑。

【治则】 化痰降浊，健脾除湿。

【取穴】 丰隆、中脘、内关、三焦俞（图7-34至图7-37）。

丰隆：小腿前外侧，外膝眼与外侧踝尖连线的中点。

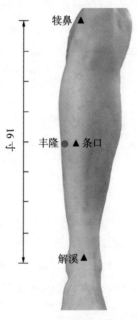

▲ 图7-34　丰隆

中脘：前正中线，脐上4寸。

内关：腕横纹上2寸，掌长肌腱与桡侧腕屈肌腱之间。

三焦俞：第一腰椎棘突下，旁开1.5寸。

【灸法】 高血脂患者多有肥胖、头身困重、胸闷、食少的情况，

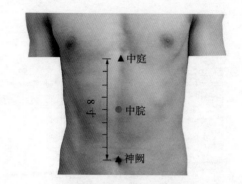

▲ 图7-35　中脘

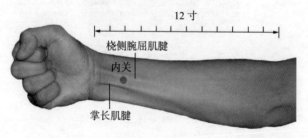

▲ 图7-36　内关

一般中医辨证为痰湿，以上四穴是健脾除湿、化痰降浊的常用穴。三焦俞用中艾炷无瘢痕灸，灸7壮；中脘、内关、丰隆用艾条施温和灸，灸5~10分钟。每日1次或隔日1次，10次为1个疗程。

【配穴】　食欲不振、胸闷脘痞、甚或呕恶痰涎者，加中脘，艾条温和灸改为中艾炷隔姜灸，灸7壮左右。

2. 脾肾阳虚证

【症见】　畏寒肢冷，眩晕，倦怠乏力，食少，腹胀便溏，四肢浮肿，舌淡质嫩，苔白，脉沉细。

【治则】　益气健脾，温阳补肾。

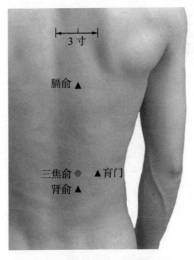

▲ 图 7-37　三焦俞

【取穴】　脾俞、足三里、肾俞、命门（图 7-38 至图 7-41）。

脾俞：第十一胸椎棘突下，旁开 1.5 寸。

足三里：犊鼻穴下 3 寸，胫骨前嵴外一横指处。

肾俞：第二腰椎棘突下，旁开 1.5 寸。

命门：第二、三腰椎棘突之间。

【灸法】　脾俞、足三里为健脾助运首选穴，运化功能强健，则水湿无从所生。肾俞、命门是临床温肾助阳的常用穴，意在温煦肾阳，以助脾之阳气。脾俞用大艾炷隔姜灸，灸 7～14 壮；命门、肾俞用大艾炷隔附子饼灸，灸 7～14 壮；足三里传统做法是施瘢痕灸，由于灸疮呵护较烦琐，可改为艾条温和灸，灸 15 分钟左右。每日 1 次，10 次为 1 个疗程。视病情连续治疗，疗程间隔 3～5 天。

【配穴】　腹胀便溏者，加天枢、大横，用艾条温和灸，灸 10～15 分钟，或在两穴间做回旋灸，灸 15 分钟左右；肢体浮肿者，

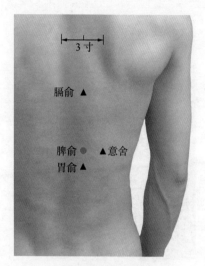

▲ 图 7-38 脾俞

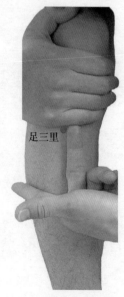

▲ 图 7-39 足三里

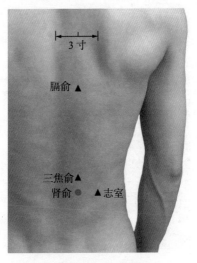

▲ 图7-40 肾俞

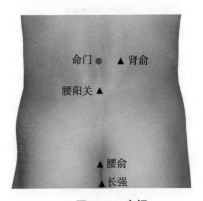

▲ 图7-41 命门

加水道、阴陵泉，用艾条温和灸，灸10～15分钟。

3. 阴虚阳亢证

【症见】 眩晕头痛，耳鸣，腰膝酸软，急躁易怒，面红口苦，五心烦热，心悸失眠，健忘，便秘溲赤，舌质红，苔黄，脉弦细数。

【治则】　滋补肝肾，潜降肝阳。

【取穴】　太溪、三阴交、太冲、阳陵泉（图 7-42 至图 7-45）。

太溪：内踝与跟腱之间的凹陷中。

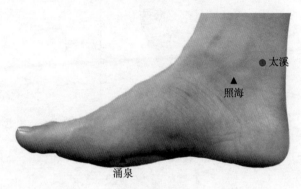

▲ 图 7-42　太溪

三阴交：内踝高点上 3 寸，胫骨内侧面的后缘。

太冲：足背第一、二跖骨结合部之前凹陷中。

阳陵泉：腓骨小头前下方凹陷中。

【灸法】　太溪、太冲二穴，分别为肾经、肝经之原穴，三阴交为肝、脾、肾三经之交会穴，阳陵泉是胆经合穴，四穴共奏滋阴潜阳之功。阳陵泉、三阴交、太溪用艾条温和灸，灸 5～10 分钟；太冲用雀啄灸，灸 10～15 分钟。每日或隔日 1 次，10 次为 1 个疗程。

【配穴】　心悸者，加内关，用艾条温和灸，灸 5～10 分钟；失眠者，加神门，用艾条温和灸 5～10 分钟。

4. 气滞血瘀证

【症见】　胸胁胀痛，走窜疼痛，心前区刺痛，心烦不安，舌边

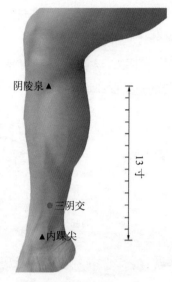

▲ 图 7-43　三阴交

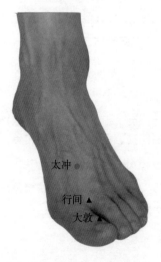

▲ 图 7-44　太冲

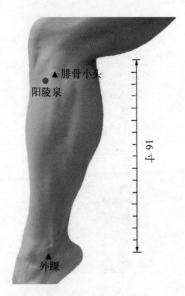

▲腓骨小头

阳陵泉

16 寸

▲外踝

▲ 图 7-45　阳陵泉

尖有瘀点或瘀斑，脉沉涩。

【治则】　疏肝理气，活血化瘀。

【取穴】　期门、章门、膻中、内关（图 7-46 至图 7-49）。

期门：乳头直下第六肋间隙。

章门：第十一肋游离端。

膻中：在胸骨上，当两乳头中间取穴。

内关：腕横纹上 2 寸，掌长肌腱与桡侧腕屈肌腱之间。

【灸法】　期门、章门对肝气失于疏泄导致的胸胁胀痛疗效明显，用艾条做温和灸，灸 5～10 分钟；膻中是心包募穴，又为气会，可疏理气机，内关是心包经之络穴，又是八脉交会穴之一，可治疗心胸痰瘀互阻，气机不利，二穴用艾条温和灸，灸 10 分钟左右。隔日 1 次，10 次为 1 个疗程。

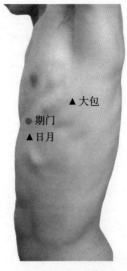

▲ 图7-46　期门

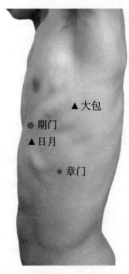

▲ 图7-47　章门

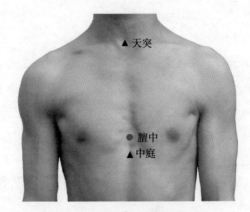

▲ 图 7-48　膻中

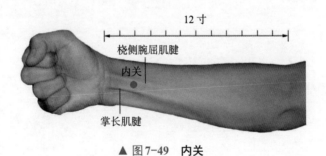

▲ 图 7-49　内关

【配穴】　若并发缺血性心脏病，出现胸闷胸痛、心烦不安者，应选膻中、内关，加大灸量，时间可延至 10～30 分钟，病情严重者需综合治疗。

小贴士

患者应该均衡饮食，忌甘肥生冷之物；加强体育锻炼，避免不良生活习惯。积极防治肥胖症、糖尿病、心血管疾病，以降低高脂血症的发病率。

高脂血症患者常常是在体检时才发现血清胆固醇或甘油三酯升高，部分患者伴有肥胖、心脑血管疾病，除灸法治疗外，可选用毫针、拔罐、耳针、穴位注射、穴位磁疗等方法对症治疗。

第8章 神经系统疾病

一、三叉神经痛

（一）概述

三叉神经痛是原发性三叉神经痛的简称，表现为三叉神经分布区内短暂的反复发作性剧痛。其病因及发病机制仍在探讨之中。成年及老年人多见，40岁以上患者占70%~80%，女性略多于男性。常局限于三叉神经一或二支分布区，以上颌支、下颌支多见。发作时表现为以面颊上下颌及舌部剧烈电击样、针刺样、刀割样或撕裂样疼痛，持续数秒至1~2分钟，突发突止，间歇期完全正常。患者口角、鼻翼、颊部或舌部为敏感区，轻触即可诱发，称为扳机点。诱发第二支疼痛发作多因碰及触发点，如洗脸、刷牙等，诱发第三支发作多因咀嚼、呵欠和讲话等，以致患者不敢做这些动作，从而影响正常的生活和工作。

病程呈周期性，发作可为数日、数周或数月不等，缓解期如常人。随着病程迁延，发作次数将逐渐增多，发作时间延长，间歇期缩短，甚至为持续性发作，很少自愈。患者主要表现为因恐惧疼痛不敢洗脸、刷牙、进食，面部口腔卫生差、面色憔悴、情绪低落，甚至有自杀倾向。

三叉神经痛应归属于中医学"面痛"的范畴。

（二）病因病机

中医学认为本病的病因可分为外感、内伤两大类，但是无论何种原因引起的疼痛均多与火邪有关。正如《证治准绳》言："面痛皆属火盛"。本病的发生主要是由于风寒之邪自表侵袭，闭阻经络；或由情志不畅，气郁化火，肝胆郁火循经上扰；或由素体阳明热盛，加之喜食辛辣炙煿，肥甘厚味，致使胃中积热上扰颜面；或由久病入络，气血瘀滞，不通则痛。

（三）证候表现及灸法治疗

中医将本病分为风寒证、肝火亢盛证、胃火上攻证、气滞血瘀证四型。

1. 风寒证

【症见】 面侧呈短阵性刀割样剧痛，每因冷天或感风寒发作或加重，头面畏寒喜热，面肌抽掣，有紧缩感，四末厥冷或冷麻，舌苔薄白，脉浮紧或沉迟。

【治则】 疏风散寒，通络止痛。

【取穴】 风池、合谷（图8-1和图8-2）。

风池：项后枕骨下两侧，胸锁乳突肌与斜方肌之间凹陷中。

合谷：手背第一、二掌骨之间，约平第二掌骨中点处（图8-2）。

【灸法】 温针灸。风池为驱散风邪的要穴，合谷主治头面疾病。针刺后行提插捻转强刺激法，留针过程中将长约1.5厘米的艾条粒一端点燃，向下插入面部针灸针的尾部，通过针体将艾条的温通作

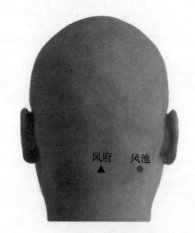

▲ 图8-1 风池

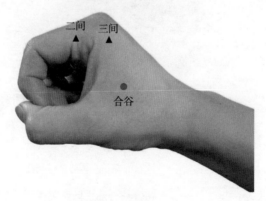

▲ 图8-2 合谷

用传递到患处，燃尽后可更换新的艾条粒，每次施灸2~4穴，每穴1~2粒，每日一次。

【配穴】 第一支疼痛者加患侧太阳、阳白、头维穴；第二支痛可针刺四白、下关、颧髎穴；第三支疼痛可针刺颊车、地仓、承浆穴。

2. 肝火亢盛证

【症见】 患侧呈频繁的阵发性电击样疼痛，疼时面红目赤，烦躁易怒，怒则发作或加重，胁肋胀痛，口苦口干，溲赤便秘，舌质红，苔黄，脉弦数。

【治则】 清肝泻火，通络止痛。

【取穴】 合谷、太冲、阳白、下关、颊车（图8-3至图8-7）。

合谷：手背第一、二掌骨之间，约平第二掌骨中点处。

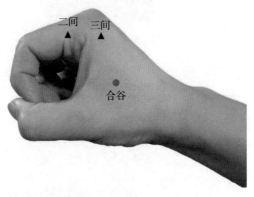

▲ 图8-3　合谷

太冲：足背第一、二跖骨结合部之前凹陷中。

阳白：目正视，瞳孔直上眉上1寸。

下关：颧弓下颌切迹之间的凹陷中，合口有孔，张口即闭。

颊车：下颌角前上方一横指凹陷中，咀嚼时咬肌隆起处。

【灸法】 雀啄灸。合谷配太冲，谓之"开四关"，能清泄表里之热、镇静安神，以上两穴均可用清艾条做雀啄灸，灸3～5分钟。每日1次，10次为1个疗程。其他穴位均为三叉神经分支上的取穴。

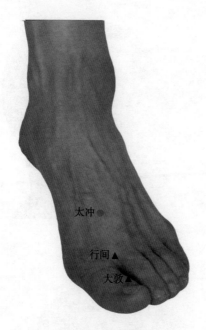

▲ 图 8-4 太冲

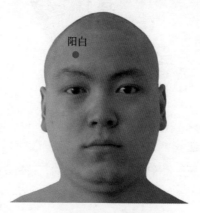

▲ 图 8-5 阳白

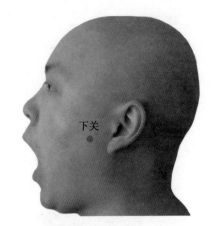

▲ 图8-6 下关

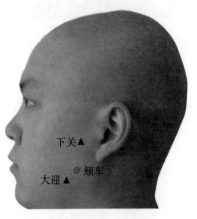

▲ 图8-7 颊车

3. 胃火上攻证

【症见】 面颊呈短阵性剧痛，其痛如灼，昼轻夜重，遇热诱发，牙痛似脱，龈肿口臭，胃脘灼痛，口渴喜饮，便干溲黄，舌质红，苔黄，脉滑数。

【治则】 清胃泻火，散热止痛。

【取穴】 合谷、内庭、曲池（图 8-8 至图 8-10）。

合谷：手背第一、二掌骨之间，约平第二掌骨中点处。

内庭：足背第二、三趾间缝纹端。

曲池：屈肘侧掌成直角，当肘横纹外侧端凹陷中。

【灸法】 雀啄灸。曲池、内庭均有泄胃热的作用。以上三穴均可用清艾条做雀啄灸，灸 3～5 分钟。每日 1 次，10 次为 1 个疗程。

小贴士

三叉神经痛是一种很痛苦、非常顽固的疾病，有人称它是"天下第一痛"或"不死的癌症"。患者可配合卡马西平、苯妥英钠等药物止痛，严重者也可选择封闭治疗、三叉神经半月节射频毁损术、微血管减压术等。平时饮食宜清淡，选择质软、易嚼食物；保持精神愉快，避免精神刺激；起居规律，适当参加体育运动，锻炼身体，增强体质；注意头、面部保暖，避免局部受冻、受潮；尽量避免触及"触发点"。

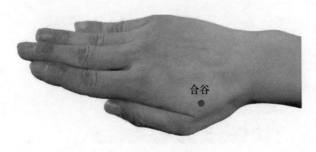

▲ 图8-8　合谷

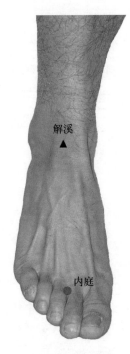

▲ 图8-9　内庭

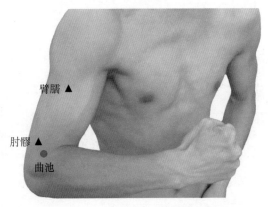

▲ 图8-10　曲池

二、面神经炎

（一）概述

面瘫在现代医学中称为特发性面神经麻痹、面神经炎或 Bell 麻痹，是指茎乳孔内非化脓性炎症所引起的周围性面神经麻痹。临床表现主要是患侧面部表情麻痹，如眼睑闭合不全，口角歪向健侧，有的伴有下颌角或耳后疼痛。本病可发生于任何年龄和任何季节，但以青年为多。

对于本病的确切病因目前尚不清楚。由于部分患者发病前常有局部受风、着凉或有上呼吸道感染病史。因此通常会认为局部受风寒后，导致营养神经的血管发生痉挛，使局部神经组织出现缺血、水肿、受压而致病；或因病毒感染或感染后引起的免疫反应使面神经发生肿胀。风湿性面神经炎则是因为茎乳突孔内的骨膜炎使面神经受压、肿胀、局部血循环障碍而致面神经麻痹。总之，本病的原因与病毒感染、感染后的免疫反应或局部神经缺血有关，并因此而致神经发生肿胀，在其穿过面神经管时受压或缺血所引起的。

本病的临床表现与中医学"中风"之中经络颇为相似，故其临床诊断应为"中经络"，亦可称之为"面瘫""吊线风""口眼歪斜"。

（二）病因病机

中医学认为，本病发生的主要原因是正气相对虚于内，头面部受风寒之邪侵袭所致。"正气存内，邪不可干"，正气虚于内是本病发生的基础，风寒之邪内侵则是本病发生的直接病因。风寒之邪侵袭人体，导致经络阻滞，气血痹阻经脉，筋脉失养，则见口眼㖞斜。

（三）证候表现及灸法治疗

中医学将本病分为风寒及风热两型，在此只介绍风寒型。

【症见】 多有面部受凉因素如迎风睡眠，电风扇对着一侧面部吹风过久等。一般无外感表证。起病突然，每在睡眠醒来时发现一侧面部板滞、麻木、瘫痪，不能作蹙额、皱眉、露齿、鼓颊等动作；口角歪斜，漱口漏水，进餐时食物常常停滞于病侧齿颊之间；病侧额纹、鼻唇沟消失，眼睑闭合不全，迎风流泪等症。病程延久，部分患者口角歪向病侧，名为"倒错"现象。

【治则】 活血通络，祛风散寒。

【取穴】 阳白、下关、颧髎、颊车、地仓、合谷、翳风、风池（图8-11至图8-15）。

阳白：目正视，瞳孔直上眉上1寸。

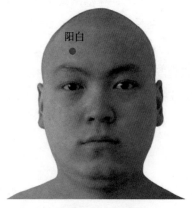

▲ 图8-11 阳白

颧髎：目外眦直下，颧骨下缘凹陷。

下关：颧弓下颌切迹之间的凹陷中，合口有孔，张口即闭。

颊车：下颌角前上方一横指凹陷中，咀嚼时咬肌隆起处。

地仓：平口角旁 0.4 寸。

合谷：手背第一、二掌骨之间，约平第二掌骨中点处。

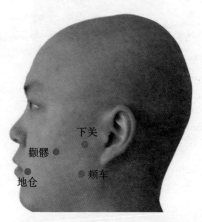

▲ 图 8-12　颧髎、下关、颊车、地仓

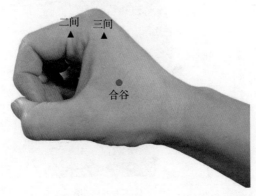

▲ 图 8-13　合谷

翳风：耳垂后方，乳突与下颌角之间的凹陷处。

风池：项后枕骨下两侧，胸锁乳突肌与斜方肌之间凹陷中。

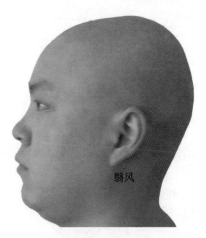

▲ 图8-14　翳风

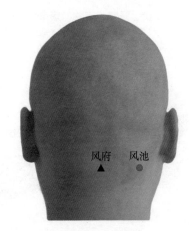

▲ 图8-15　风池

【灸法】"面口合谷收"，故取合谷，翳风和风池两个穴位均有祛风散寒作用，其他穴位均为局部取穴。可采用清艾条温和灸或回旋灸，每穴 3～5 分钟，隔日 1 次，10 次为 1 个疗程。

> **小贴士**
>
> 常配合口服皮质类固醇、B 族维生素、阿昔洛韦等药物；注意脸部保暖防风，保护眼睛，患侧咀嚼口香糖锻炼肌肉等；起居规律，饮食宜清淡、富含营养，禁烟酒等。约 80% 患者可在数周或 1~2 个月内恢复，年轻患者预后好。发病 2 周左右进行肌电图检查，对判断预后及可能恢复的能力有帮助。
>
> 若 1 个月后面瘫症状未明显缓解，即"久病入络"，需施用刺络放血方法。一般在患侧太阳、地仓穴处，用三棱针点刺 2～3 下后，配合闪走罐，每穴 5 次左右，隔日 1 次，达到打通局部经络、活血化瘀的作用。

三、面肌痉挛

（一）概述

面肌痉挛亦称为面肌抽搐，是指一侧面部肌肉间断的不自主阵挛性抽动或无痛性强直。其病因未明，发病机制推测为面神经异位兴奋或伪突触传导所致。多在中年以后起病，女性较多。发病早期多为眼轮匝肌间歇性抽搐，后缓慢扩散至一侧面部其他面肌，以口角部肌肉抽搐最为明显，严重者可累及同侧颈阔肌。紧张、疲劳、自主运动时抽搐加剧，入睡后停止，两侧面肌均有抽搐者甚少见。

少数患者病程晚期可伴患侧面肌轻度瘫痪。一次抽搐短则数秒，长至十余年，间歇期长短不定，患者感到心烦意乱，无法安心工作或学习，严重影响身心健康。

面肌痉挛属于中医学"瘛疭"范畴。

（二）病因病机

中医学认为，面肌痉挛多因人体正气不足，脉络空虚，腠理不固，风邪挟痰入中面部阳明、少阳之经，致使颜面肌腠经络痹阻，气血运行不利，肌肉筋脉失于濡养，故致面肌拘急弛纵。面肌痉挛的病机初起为颜面经络空虚，风邪乘虚而入，正邪相搏，邪气横窜颜面经络，气机不畅，经络痹阻以致面肌抽搐痉挛。部分患者邪气入侵日久，治疗失当，津液不行，壅为痰浊，痰瘀搏结久治不愈，形成正虚邪实，虚实夹杂之顽疾。

（三）证候表现及灸法治疗

中医将本病分为风寒袭络、风热郁络、风痰阻络、肝胆湿热、肝郁气滞、气血虚弱、肝肾阴虚，虚风内动等证型。

1. 风寒袭络证

【症见】 面肌紧张或面部神经拘挛、抽搐、跳动，伴有患侧恶风恶寒，发热，头身疼痛，鼻塞，流涕，痰稀薄色白，口不渴或渴喜热饮，舌淡苔薄白而润，脉浮或浮紧。

【治则】 祛风散寒，温经通络。

【取穴】 阳白、下关、颧髎、颊车、地仓、合谷、翳风、风池（图 8-16 至图 8-20）。

阳白：目正视，瞳孔直上眉上 1 寸。

下关：颧弓下颌切迹之间的凹陷中，合口有孔，张口即闭。

颧髎：目外眦直下，颧骨下缘凹陷。

颊车：下颌角前上方一横指凹陷中，咀嚼时咬肌隆起处。

地仓：平口角旁 0.4 寸。

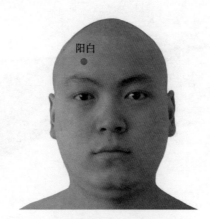

▲ 图 8-16　阳白

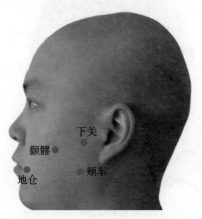

▲ 图 8-17　颧髎、下关、颊车、地仓

合谷：手背第一、二掌骨之间，约平第二掌骨中点处。

翳风：耳垂后方，乳突与下颌角之间的凹陷。

风池：项后枕骨下两侧，胸锁乳突肌与斜方肌之间凹陷中。

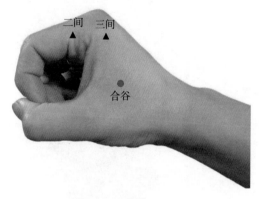

▲ 图8-18　合谷

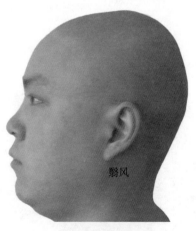

▲ 图8-19　翳风

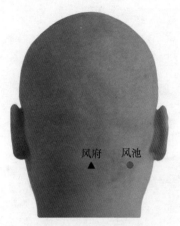

▲ 图 8-20　风池

【灸法】"面口合谷收"，故取合谷，翳风和风池两个穴位均有祛风散寒作用，其他穴位均为局部取穴。可采用清艾条温和灸或回旋灸，每穴 3～5 分钟，隔日 1 次，10 次为 1 个疗程。

2. **气血虚弱证**

【症见】　面肌痉挛，汗出恶风，体倦乏力，舌淡苔薄，脉浮大无力。

【治则】　扶正祛风通络。

【取穴】　脾俞、气海、足三里、阳白、颧髎、地仓（图 8-21 至图 8-26 ）。

脾俞：第十一胸椎棘突下，旁开 1.5 寸。

气海：前正中线，脐下 1.5 寸。

足三里：犊鼻穴下 3 寸，胫骨前嵴外一横指处。

阳白：目正视，瞳孔直上眉上 1 寸。

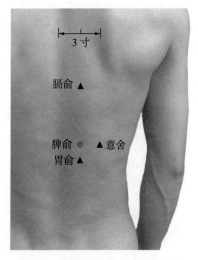

▲ 图8-21 脾俞

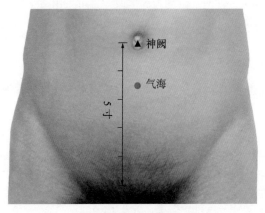

▲ 图8-22 气海

颧髎：目外眦直下，颧骨下缘凹陷。

地仓：平口角旁 0.4 寸。

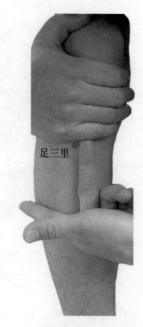

▲ 图 8-23 足三里

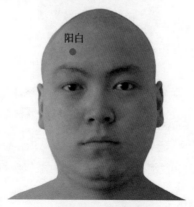

▲ 图 8-24 阳白

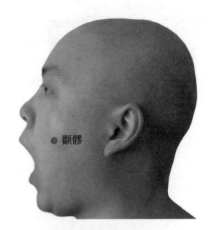

▲ 图8-25　颧髎

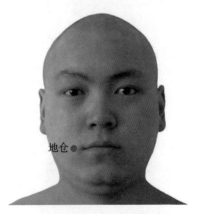

▲ 图8-26　地仓

【灸法】 脾俞、气海、足三里三穴为补益气血的要穴，重灸之。其他均为局部取穴，用温和灸即可疏通局部气血。每穴灸5分钟，隔日1次，6次为1个疗程。

3. 肝肾阴虚，虚风内动证

【症见】 面肌痉挛或麻木弛缓，头晕头痛，肢体麻木，耳鸣目糊，性情急躁，腰膝酸软，或面红目赤心烦。患者多伴有高血压。舌红苔黄，脉弦细数或弦硬而长。

【治则】 滋阴息风。

【取穴】 肝俞、肾俞、太溪、三阴交、颧髎（图 8-27 至图 8-31）。

肝俞：第九胸椎棘突下，旁开 1.5 寸。

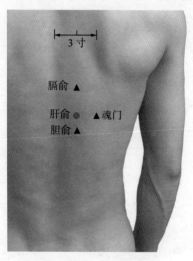

▲ 图 8-27 肝俞

肾俞：第二腰椎棘突下，旁开 1.5 寸。

太溪：内踝与跟腱之间的凹陷中。

三阴交：内踝高点上 3 寸，胫骨内侧面的后缘。

颧髎：目外眦直下，颧骨下缘凹陷。

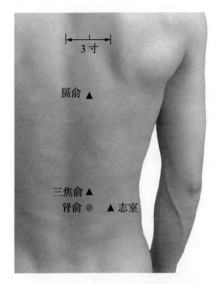

3 寸

膈俞 ▲

三焦俞 ▲
肾俞 ● ▲志室

▲ 图8-28 肾俞

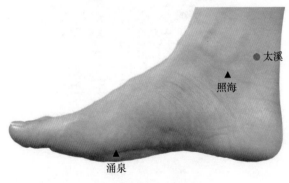

● 太溪

▲
照海

▲
涌泉

▲ 图8-29 太溪

【灸法】 肝俞、肾俞、太溪、三阴交是滋补肝肾之阴的常用穴位，从本而治；再配合局部取穴，共同起到滋阴息风、缓解痉挛的作用。

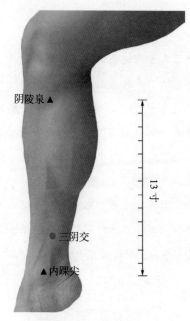

阴陵泉▲

13 寸

● 三阴交

▲内踝尖

▲ 图 8-30　三阴交

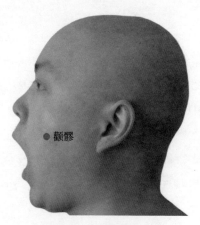

● 颧髎

▲ 图 8-31　颧髎

小贴士

面肌痉挛患者应避免偏瘫局部面肌的过度刺激，勿经常擦脸。面瘫患者用手按摩瘫痪的面肌时，勿太过剧烈，以减少后遗症的发生。平时需多食新鲜蔬菜、水果、粗粮、豆类和鱼类，适当增加 B 族维生素的摄入。保持心情愉悦，劳逸适度，减少外界刺激，如电视、电脑、紫外线等。勿用冷水洗脸，遇风、雨寒冷时，注意头面部保暖。

对于面肌痉挛，还有口服镇静、安定和抗癫痫药物，A 型肉毒毒素注射及手术治疗等，但均存在继发性面瘫、需反复治疗、复发率高、副作用大等风险，其选择需慎重。

四、脑梗死后遗症

（一）概述

脑梗死又称缺血性脑卒中，是指各种原因所致脑部血液供应障碍，导致脑组织缺血、缺氧性坏死，出现相应神经功能缺损。依据其发病机制和临床表现，通常分为脑血栓形成、脑栓塞、腔隙性脑梗死。本病多见于45—70岁中老年人，尤其是有高血压病、冠心病、糖尿病、体重超重、高脂血症、家族史的人群多发。其起病突然，常于安静休息或睡眠时发病，在数小时或1～2天内达到高峰。病程半年以上，残留的症状称为后遗症。头颅 CT、MRI 等可以辅助检查，以明确病位。

本病属中医学"中风""卒中"范畴。

（二）病因病机

临床上引起中风的原因很多，主要在于患者平素气血亏虚，心、肝、肾三脏阴阳失调，加之忧思恼怒，饮酒饱餐，劳累过度，外邪侵袭等诱因，导致气血运行受阻，肌肤筋脉失于濡养；或阴亏于下，肝阳暴张，阳化风动，血随气逆，挟痰挟火，横窜经络，蒙蔽清窍导致脏腑功能失调，阴阳逆乱。中风病可分为中风先兆、中经络、中脏腑。本病属于中风病的中经络（病位浅、病情轻）、中脏腑（病位深、病情重）。

（三）证候表现及灸法治疗

【症见】 脑梗死后遗症最常见的三大表现为半身不遂、言语不利、口眼㖞斜。

【治则】 补气、活血、化痰、息风。

【取穴】 (1) 半身不遂：肩髃、曲池、合谷、血海、委中、足三里（图 8-32 至图 8-37）。

肩髃：上臂平举时，肩部出现两个凹陷，于前方凹陷处取之。

曲池：屈肘侧掌成直角，当肘横纹外侧端凹陷中。

合谷：手背第一、二掌骨之间，约平第二掌骨中点处。

血海：屈膝，髌骨内上缘上 2 寸。

委中：腘窝横纹中点。

足三里：犊鼻穴下 3 寸，胫骨前嵴外一横指处。

(2) 口眼㖞斜：下关、四白、地仓（图 8-38 至图 8-39）。

下关：颧弓下颌切迹之间的凹陷中，合口有孔，张口即闭。

四白：目正视，瞳孔直下 1 寸，当眶下孔凹陷中。

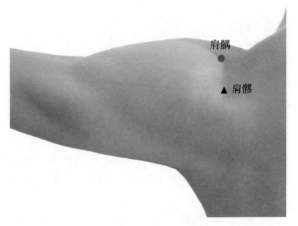

▲ 图8-32 肩髃

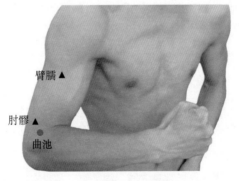

▲ 图8-33 曲池

地仓：平口角旁 0.4 寸。

【灸法】 温和灸。术者立于患者身侧，将艾条的一端点燃，对准应灸的腧穴部位，距离皮肤 2～3 厘米，进行熏烤，使患者局部有温热感而无灼痛为宜，每穴灸 15～20 分钟，灸至以患者感觉舒适为宜，局部皮肤潮红为度，每日灸 1～2 次。

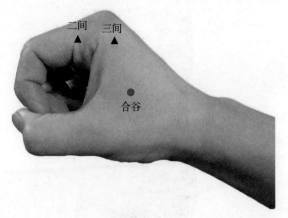

▲ 图8-34　合谷

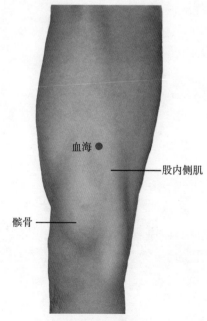

▲ 图8-35　血海

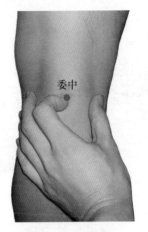

▲ 图8-36　委中

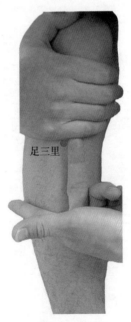

▲ 图8-37　足三里

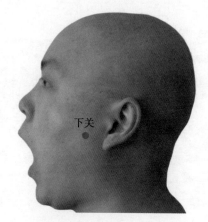

▲ 图 8-38　下关

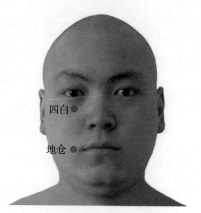

▲ 图 8-39　四白、地仓

【配穴】　言语不利或吞咽困难者，可以用三棱针点刺舌下金津、玉液穴，刺络放血，每周 1～2 次。后遗症期亦可取肝俞、脾俞、肾俞、足三里、太溪、关元、气海等穴进行艾条温和灸，每穴 5 分钟，每日 1 次。

小贴士

　　急性期时要改善脑循环，防治脑水肿，治疗并发症，可进行溶血栓疗法、高压氧治疗、调节血压，控制高血脂，高血糖等。同时还应配合康复治疗，积极进行功能锻炼。昏迷病人注意保持呼吸道通畅，及时吸痰，翻身拍背，活动肢体，预防肺炎和压疮发生。饮食应低盐、低脂，营养且易消化；调节情绪，勿急躁；戒烟酒等。

第 9 章　骨伤科疾病

一、落枕

（一）概述

落枕多由睡眠姿势不良，或枕头过高、过低、过硬，头颈长时间处于过度偏转的位置，或寒冷刺激，致使一侧颈部肌肉（斜方肌、胸锁乳突肌、肩胛提肌等）长时间过度牵拉而痉挛，发生静力性损伤。临床常见晨起突感一侧胸锁乳突肌扭伤，僵硬疼痛，头颈向一侧呈斜颈外转，活动不利，颈项部肌肉有压痛，可触及条索状硬结。重者可合并斜方肌症状，出现耸肩现象。肩胛提肌扭伤者，肩胛骨内上方有压痛，且在颈前屈、后伸、向健侧旋转时疼痛加重。落枕起病较快，病程较短，2～3 天即能缓解，1 周内多能痊愈。

"落枕"，中西医同名。

（二）病因病机

中医学认为落枕多因睡眠时姿势不良，头颈过度偏转，或睡眠时枕头过高、过低、过硬，使局部肌肉长时间处于紧张状态，持续牵拉而发生静力性损伤。颈背部遭受风寒侵袭也是常见因素，如严冬受寒、盛夏贪凉，风寒外邪使颈背部肌肉气血凝滞，经络痹阻，僵凝疼痛，功能障碍。

（三）证候表现及灸法治疗

落枕是日常生活中的常见病、多发病，突发的落枕影响颈部活动，造成诸多不便，需患者积极配合治疗。

1. 风寒阻络证

【症见】 颈项肩背酸痛，拘紧麻木，起病较快，病程较短，2～3 天即能缓解，一周内多能痊愈，可见头痛、恶风怕冷，舌淡，苔白，脉浮紧。

【治则】 祛风散寒，通经止痛。

【取穴】 阿是穴、天柱、大椎、后溪（图 9-1 至图 9-3）。

天柱：后发际正中直上 0.5 寸，旁开 1.3 寸。

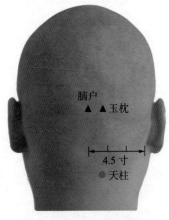

▲ 图 9-1　天柱

大椎：第七颈椎与第一胸椎棘突间正中处，低头时明显。

后溪：第 5 掌指关节尺侧近端赤白肉际凹陷中。

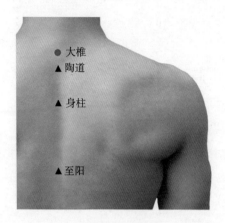

▲ 图 9-2 大椎

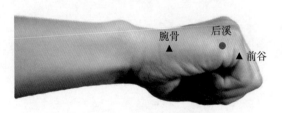

▲ 图 9-3 后溪

【灸法】 阿是穴可疏通颈背部经气而止痛，用艾条施温和灸5～10 分钟；天柱可调畅颈部经脉气血，通经止痛，用艾条施雀啄灸5 分钟；大椎属督脉，有温经散寒止痛之功，用中艾炷无瘢痕灸，灸7 壮；后溪为足太阳经穴，可通经止痛，用艾条施温和灸 5～10 分钟。隔日 1 次，10 次为 1 个疗程。

【配穴】 痛及督脉者，加陶道、身柱；痛及足太阳经者，加大杼、风门；痛及手太阳经者，加肩中俞、肩外俞。以上腧穴均用中艾炷隔姜灸，各灸 7 壮。痛及手、足少阳经者，加外关、阳陵泉，用艾条施温和灸，灸 5～10 分钟。

2. **气滞血瘀证**

【症见】 晨起颈项酸痛，活动不利，头部歪向患侧，活动时疼痛加剧，局部压痛明显，有时可触及硬结，舌暗，脉弦。

【治则】 行气活血，通络止痛。

【取穴】 阿是穴、落枕、外关、阳陵泉（图 9-4 至图 9-6）。

落枕：手背侧，第二、三掌骨之间，掌指关节后 0.5 寸。

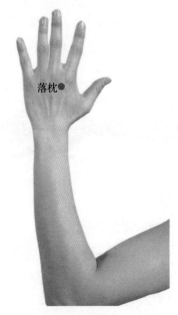

▲ 图9-4　落枕

外关：腕背横纹上 2 寸，桡尺骨之间。

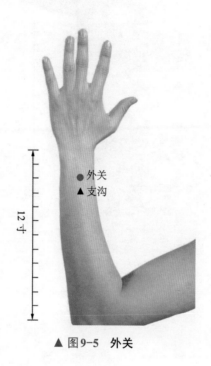

▲ 图9-5 外关

阳陵泉：腓骨小头前下方凹陷中。

【灸法】 阿是穴位于痛点，可行气化瘀止痛，用艾条施温和灸 5～10 分钟；落枕为经外奇穴，因治疗落枕显效而得名，落枕穴可通调经脉气血而止痛；外关为手少阳经络穴，可通经止痛；阳陵泉为足少阳经合穴，可舒筋活络止痛。以上三穴均可用温针灸，先针刺，得气后在针尾部加 3 厘米长艾条点燃。隔日 1 次，10 次为 1 个疗程。

【配穴】 肩部有条索样硬结者，加阿是穴，用温和灸，灸 5～10 分钟。

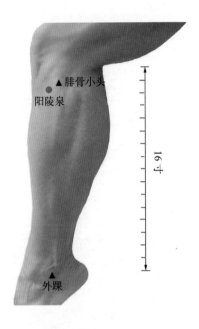

▲腓骨小头

阳陵泉

16 寸

▲
外踝

▲ 图9-6　阳陵泉

小贴士

　　平素应避免不良的睡眠姿势，枕头不宜过高、过低或过硬；睡眠时不要贪凉，以免受风寒侵袭；落枕后尽量保持头部处于正常体位，以松弛颈部的肌肉，并辅以热水袋、电热手炉、热毛巾等局部热敷，均可起到止痛作用。落枕是急性起病，仅为单纯性肌肉痉挛，及时治疗可缩短病程。落枕症状反复发作或长时间不愈，应与其他疾病引起的项背疼痛相鉴别，以便及早发现，及早治疗。

二、颈椎病

（一）概述

颈椎病是由于颈椎间盘退行性变、急慢性损伤及先天性颈椎椎管狭窄等原因，导致脊髓、神经、血管损害，而表现的相应症状和体征。颈椎病有以下四种基本类型：神经根型颈椎病，开始多为颈肩痛，短期内加重，并向上肢放射，皮肤可有麻木、过敏等感觉异常，头部、上肢姿势不当时可发生剧烈的闪电样锐痛，同时可有上肢肌力下降、手指动作不灵活；椎动脉型颈椎病，表现为眩晕，头痛，视觉障碍，突然卒倒，还可有不同程度的运动及感觉障碍，以及自主神经功能紊乱症状；交感神经型颈椎病，可见头痛或偏头痛，头晕，恶心呕吐，视物模糊，视力下降，心律不齐，血压异常，出汗，耳鸣，听力下降，胃肠胀气等；脊髓型颈椎病，颈痛不明显，以四肢乏力，行走、持物不稳为最先出现的症状，随病情加重发生自下而上的上运动神经元性瘫痪。而临床上的混合型颈椎病则表现为两种或两种以上类型的颈椎病症状。

颈椎病涉及中医学"项强""眩晕""痿证"等范畴。

（二）病因病机

神经根型颈椎病神经根症状的产生是由于颈部韧带肥厚钙化、颈椎间盘退化、骨质增生等病变，使椎间孔变窄，脊神经根受到压迫或刺激，逐渐出现各种症状；脊髓型颈椎病多有椎管狭窄，突出的椎间盘、骨赘、后纵韧带钙化及黄韧带肥厚可造成椎管的继发性狭窄，若合并椎节不稳，更增加了对脊髓的刺激或压迫；椎动脉型颈椎病是由于钩椎关节增生，或颈椎退变，椎节不稳，横突孔之间的相对位移加大，对椎动脉造成挤压和刺激，引起脑供血不足，产生头晕、头痛等症状；交感神经型颈椎病的发生是由于颈椎间盘退变及其继发性改变，刺激交感神经而引起相关症候群；混合型颈椎病同时存在两种以上病因。

（三）证候表现及灸法治疗

颈椎病临床可分为神经根型、椎动脉型、交感神经型、脊髓型和混合型等类型。

1. 神经根型

【症见】 颈部僵硬，活动受限，单侧局限性痛，从颈根部呈电击样向肩、上臂、前臂乃至手指放射，且有麻木感，或以疼痛为主，疼痛呈酸痛、灼痛或电击样痛，颈部后伸、咳嗽、甚至增加腹压时疼痛可加重，受压神经根皮肤节段分布区感觉减退，上肢沉重，肌力减退，酸软无力，持物易坠落。

【治则】 通络止痛。

【取穴】 颈夹脊、大椎、手三里、后溪（图 9-7 至图 9-9）。

颈夹脊：第一颈椎至第七颈椎各椎棘突下，旁开 0.5 寸。

大椎：第七颈椎与第一胸椎棘突间正中处，低头时明显。

手三里：肘横纹下 2 寸，阳溪与曲池连线上。

后溪：第五掌指关节后的远端掌横纹头赤白肉际。

【灸法】 颈夹脊位于颈部，能疏通颈部经脉，可施雀啄灸 5 分钟；大椎为督脉穴，可激发阳经经气，舒筋活络，用中艾炷无瘢痕灸，灸 7 壮；手三里为手阳明经穴，后溪为手太阳经穴，可疏通阳明、太阳经气，通络止痛，二穴均用艾条施温和灸 5～10 分钟。每

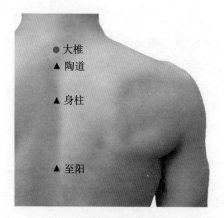

▲ 图 9-7　大椎

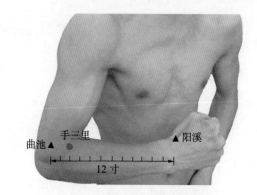

▲ 图 9-8　手三里

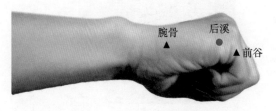

▲ 图 9-9　后溪

日或隔日 1 次，10 次为 1 个疗程。

【配穴】 拇指、食指麻木者，加曲池、合谷；小指、无名指麻木者，加少海、神门。均可用艾条温和灸 5～10 分钟。

2. 椎动脉型

【症见】 单侧颈枕部或枕顶部发作性头痛、视力减弱、耳鸣、听力下降、眩晕，可见猝倒发作，常因头部活动到某一位置时诱发或加重，头颈旋转时引起眩晕发作是本病的最大特点。

【治则】 活血通络。

【取穴】 风池、天柱、肩中俞、肩外俞（图 9-10 和图 9-11）。

风池：项后枕骨下两侧，胸锁乳突肌与斜方肌之间凹陷中。

天柱：后发际正中直上 0.5 寸，旁开 1.3 寸。

肩中俞：第七颈椎棘突下，旁开 2 寸。

肩外俞：第一胸椎棘突下，旁开 3 寸。

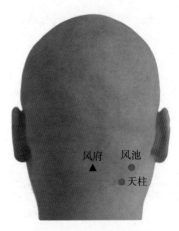

▲ 图 9-10　风池、天柱

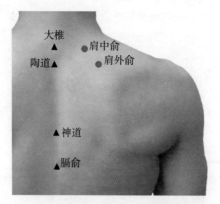

▲ 图 9-11　肩外俞、肩中俞

【灸法】　风池为足少阳经穴，天柱为足太阳经穴，二穴均在项部，可疏通局部经气，通络止痛，用艾条施雀啄灸 5 分钟；肩中俞、肩外俞为手太阳经腧穴，可通经活络止痛，二穴均用中艾炷无瘢痕灸，灸 7 壮。每日或隔日 1 次，10 次为 1 个疗程。

【配穴】　恶心欲吐者，加内关，用艾条温和灸 5～10 分钟；局部压痛明显者，加阿是穴，亦用温和灸，灸 5～10 分钟。

3. 交感神经型

【症见】　头痛或偏头痛，伴恶心、呕吐，颈肩部酸困疼痛，上肢发凉发绀，眼部视物模糊，眼窝胀痛，眼睑无力，瞳孔扩大或缩小，常有耳鸣、听力减退或消失，心前区持续性压迫痛或钻痛，心律不齐，心跳过速，头颈部转动时症状可明显加重，棘突受压可诱发或加重交感神经症状。

【治则】　和营通脉。

【取穴】　华佗夹脊、三阴交、太溪、太冲、太白（图 9-12 至图 9-16）。

华佗夹脊：在第一胸椎至第五腰椎棘突下旁开 0.5 寸处。

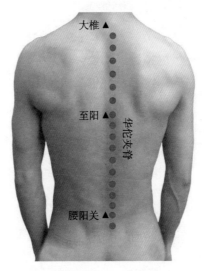

大椎 ▲

至阳 ▲　华佗夹脊

腰阳关 ▲

▲ 图 9-12　夹脊

三阴交：内踝高点上 3 寸，胫骨内侧面的后缘。

太溪：内踝与跟腱之间的凹陷中。

太冲：足背第一、二跖骨结合部之前凹陷中。

太白：在跖区，第 1 跖趾关节近端赤白肉际凹陷中。

【灸法】 华佗夹脊，在第一胸椎至第五腰椎棘突下两侧，在横突间韧带和肌肉中，每穴都有相应椎体下方发出的脊神经内侧皮支及其伴行的动静脉。$T_{1\sim5}$ 夹脊主治心肺、胸部及上肢疾病，$T_{5\sim12}$ 夹脊主治胃肠、脾、肝、胆疾病，$L_{1\sim5}$ 夹脊主治下肢疼痛，腰骶、小腹部疾病。可根据不同症状选取不同节段穴位，用中艾炷无瘢痕灸，灸 7 壮；三阴交为脾、肝、肾三条经脉的交会穴，可调补营阴，太溪、太冲、太白为足三阴经的原穴，可养阴和阳，上穴均用艾条温

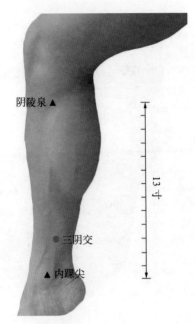

阴陵泉▲

13 寸

●三阴交

▲内踝尖

▲ 图 9-13　三阴交

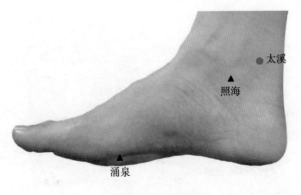

●太溪

▲
照海

▲
涌泉

▲ 图 9-14　太溪

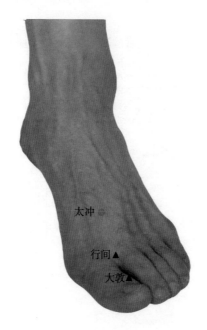

▲ 图9-15 太冲

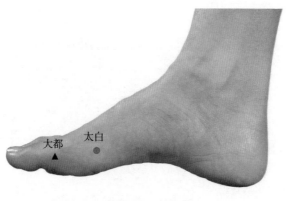

▲ 图9-16 太白

和灸 5～10 分钟。每日或隔日 1 次，10 次为 1 个疗程。

【配穴】 出汗异常者，加复溜、合谷；头晕者，加风池；恶心呕吐者，加中脘；心律不齐者，加内关；耳鸣者，加中渚，均可用艾条温和灸 5～10 分钟。

4. 脊髓型

【症见】 颈部活动受限不甚明显，上肢活动欠灵活，缓慢进行性双下肢麻木、发冷、疼痛，受压脊髓节段以下感觉障碍，走路欠灵活、无力、打软腿、易绊倒，不能跨越障碍物，休息时症状缓解，紧张、劳累时加重，时缓时剧，逐步加重，晚期下肢或四肢瘫痪，二便失禁或尿潴留。

【治则】 补肾强膝。

【取穴】 肝俞、肾俞、阳陵泉、悬钟（图 9-17 至图 9-20）。

肝俞：第九胸椎棘突下，旁开 1.5 寸。

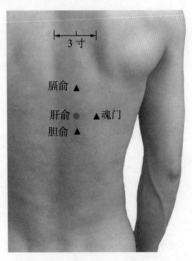

▲ 图 9-17 肝俞

肾俞：第二腰椎棘突下，旁开 1.5 寸。

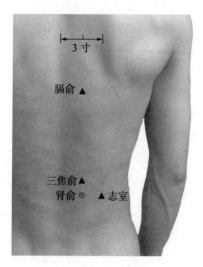

▲ 图 9-18　肾俞

阳陵泉：腓骨小头前下方凹陷中。

悬钟（绝骨）：外踝高点上 3 寸，腓骨后缘。

【灸法】　肝俞、肾俞分别是肝和肾的背俞穴，有培补肝肾之功，二穴均可用大艾炷施无瘢痕灸，灸 7 壮；阳陵泉为筋会，主强健筋骨，悬钟为髓之会，可益髓填精，强腰壮膝，二穴均可用艾条施温和灸 10～15 分钟。每日或隔日 1 次，10 次为 1 个疗程。

【配穴】　神疲乏力者，加足三里，用温和灸 10～15 分钟；下肢软弱无力者，加腰阳关、腰俞，用大艾炷隔附子饼灸，灸 7 壮。

5. 混合型

同时出现两个或两个以上的不同类型颈椎病症状，可结合出现的症状类型施灸。

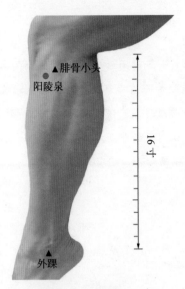

▲ 图 9-19　阳陵泉

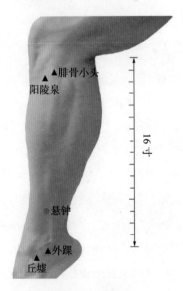

▲ 图 9-20　悬钟

小贴士

患者工作一定时间后应适当活动颈部、上肢，有利于颈肩肌肉的放松和血液循环的改善；睡眠时枕头高度要适当，避免头部过伸或过屈；颈椎病目前尚无特效药物，应配合牵引、按摩等治疗。经非手术治疗无效者，或反复发作者，或脊髓型颈椎病确诊者，可考虑手术治疗。

三、肩周炎

（一）概述

肩周炎是因多种原因致肩盂肱关节囊炎性粘连、僵硬，以肩关节周围疼痛、各方向活动受限、影像学显示关节腔变狭窄和轻度骨质疏松为其临床特点。常因软组织退行性变，长期过度活动，姿势不良，上肢外伤后肩部固定过久，或肩部急性挫伤、牵拉伤等引起。临床表现为肩袖间隙区、肱二头肌长腱压痛，肩关节外旋、外展、内旋、后伸、内旋、内收各方向的主动及被动活动均不同程度受限，如欲增大活动范围，则有剧烈锐痛发生，严重时患肢不能梳头、洗面和扣腰带，夜间因翻身移动肩部而痛醒。肩周炎中医称之为"肩凝症""五十肩""漏肩风""冻结肩"。肩关节是全身活动范围最大的关节，控制着上肢的活动，此处的无菌性炎症若不积极治疗，会影响上肢的功能活动，严重妨碍生活、工作及学习。

（二）病因病机

中医学认为，五旬之人肝肾渐衰、肾气不足、气血亏虚、筋肉失于濡养，加之外伤劳损、风寒湿邪侵袭肩部而引起本症。外伤劳损为其外因，气血虚弱、血不荣筋为其内因。人过中年阳气虚弱，正气渐损，肝肾不足，气血虚弱，营卫失调，以致筋脉肌肉失去濡养，遇有风湿寒邪外侵，易使气血凝滞，阳气不布，脉络不通故发本病。

（三）证候表现及灸法治疗

中医将肩周炎分为风寒侵袭、寒湿凝滞、痰瘀痹阻、气血亏虚、肝肾亏虚等证型。

1. 风寒侵袭证

【症见】 肩部疼痛较轻，多为钝痛或隐痛，或有麻木感，活动范围受限，局部发凉，得暖则减，舌苔薄白，脉浮紧。

【治则】 祛风通络，散寒止痛。

【取穴】 风门、肩髃、肩髎、阿是穴（图 9–21 至图 9–23）。

风门：第二胸椎棘突下，旁开 1.5 寸。

肩髃：上臂平举时，肩部出现两个凹陷，于前方凹陷处取之。

肩髎：当臂外展时，于肩峰后下方呈现凹陷处。

【灸法】 风门有祛风散寒、通经止痛之功，用中艾炷无瘢痕灸，灸 7 壮；肩髃、肩髎可疏通局部经气，阿是穴为筋脉挛急的压痛点，可疏风散寒，通经止痛，此三穴可用艾条做回旋灸 5～10 分钟。每日或隔日 1 次，10 次为 1 个疗程。

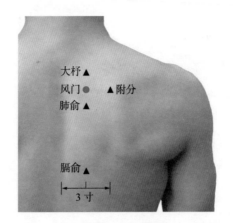

▲ 图9-21　风门

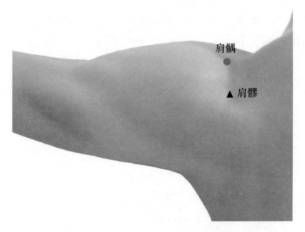

▲ 图9-22　肩髃

【配穴】 局部发凉者，加天宗；活动受限者，加阳陵泉。均可用艾条施温和灸5～10分钟。

2.寒湿凝滞证

【症见】 肌肉及周围筋肉疼痛剧烈或向远端放射，昼轻夜重，

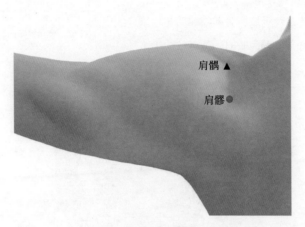

▲ 图9-23　肩髎

肩部活动受限，有寒冷、麻木、沉重感，遇寒则重，得暖则舒，舌苔白腻，脉沉弦。

【治则】　散寒除湿、通经止痛。

【取穴】　大椎、肩前、肩贞、阴陵泉（图9-24至图9-27）。

大椎：第七颈椎与第一胸椎棘突间正中处，低头时明显。

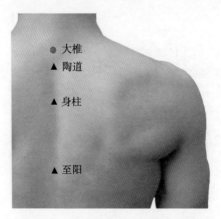

▲ 图9-24　大椎

肩前：垂肩，腋前纹端头与肩髃连线中点。

肩贞：臂内收时，腋后纹头上1寸。

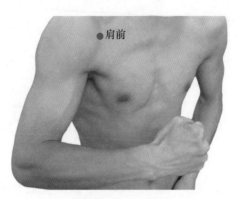

▲ 图9-25　肩前

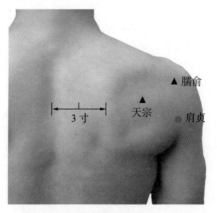

▲ 图9-26　肩贞

阴陵泉：胫骨内侧髁下缘凹陷中。

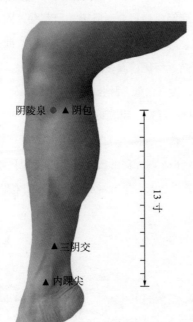

阴陵泉 ● ▲阴包

13 寸

▲三阴交

▲内踝尖

▲ 图 9-27　阴陵泉

【灸法】　大椎为督脉穴，功擅温煦经脉、散寒止痛，用中艾炷无瘢痕灸，灸 7 壮；肩前为治疗肩周炎的经验穴，可散寒除湿，通利筋骨，肩贞为手太阳经肩部穴，可通经散寒止痛，阴陵泉为足太阴经合穴，可化湿通经，三穴均可用艾条施温和灸 5～10 分钟。每日 1～2 次，10 次为 1 个疗程。

【配穴】　疼痛剧烈者，加合谷；肩部寒冷麻木者，加肩中俞、肩外俞；太阴经证，加尺泽、阴陵泉；阳明、少阳经证，加手三里、外关；太阳经证，加后溪、大杼、昆仑；痛在阳明、太阳，加条口、承山。均可施艾条温和灸，灸 5～10 分钟。

3. 痰瘀痹阻证

【症见】 肩部疼痛日久，肌肉关节刺痛，固定不移，或关节肌肤紫暗、肿胀，按之较硬，肢体顽麻或重着，或关节僵硬变形，屈伸不利，有硬结、瘀斑，面色黧黑，眼睑浮肿，或胸闷痰多，舌质紫暗或有瘀斑，舌苔白腻，脉弦涩。

【治则】 化痰行瘀，蠲痹通络。

【取穴】 肩髃、肩髎、肩贞、丰隆、血海（图 9-28 至图 9-31）。

肩髃：上臂平举时，肩部出现两个凹陷，于前方凹陷处取之。

肩髎：当臂外展时，于肩峰后下方呈现凹陷处。

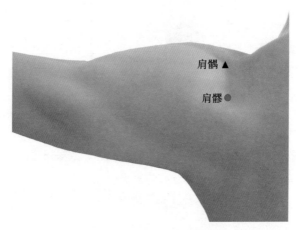

▲ 图9-28　肩髃、肩髎

肩贞：臂内收时，腋后纹头上 1 寸。

丰隆：小腿前外侧，外膝眼与外侧踝尖连线的中点。

血海：屈膝，髌骨内上缘上 2 寸。

【灸法】 肩髃、肩髎、肩贞为局部用穴，三穴分属手阳明经、

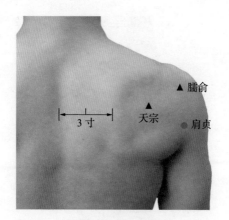

▲ 图 9-29 肩贞

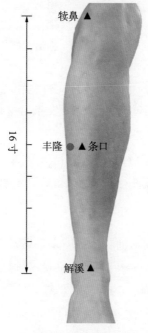

▲ 图 9-30 丰隆

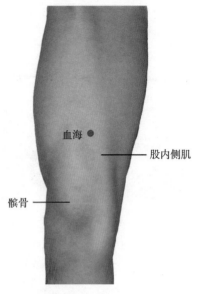

血海

股内侧肌

髌骨

▲ 图9-31　血海

手少阳经、手太阳经，可通络止痛，通经蠲痹，丰隆主化痰通经，血海为化瘀行血之首选穴，四穴均用艾条温和灸5～10分钟。每日或隔日1次，10次为1个疗程。

【配穴】　肌肉关节刺痛者，加合谷、太冲，用温针灸，针刺得气后，在针柄加3厘米长艾条灸之，留针10分钟。

4.气血亏虚证

【症见】　肩部酸痛，麻木疼痛，肢体软弱无力，肌肤不荣，神疲乏力，舌质淡红，舌苔薄白或少津，脉沉细弱。

【治则】　补气养血，通经止痛。

【取穴】　肩前、肩髃、臂臑、臑俞、气海（图9-32至图9-36）。

肩前：垂肩，腋前纹头端与肩髃连线中点。

肩髃：上臂平举时，肩部出现两个凹陷，于前方凹陷处取之。

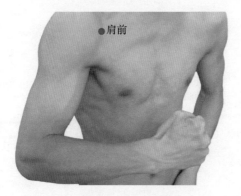

▲ 图 9-32　肩前

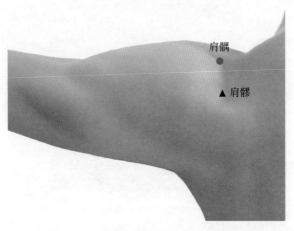

▲ 图 9-33　肩髃

臂臑：在臂外侧，当曲池与肩髃连线上，曲池上 7 寸。

臑俞：腋后纹头直上，肩胛冈下缘凹陷处。

气海：前正中线，脐下 1.5 寸。

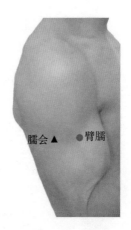

▲ 图9-34　臂臑

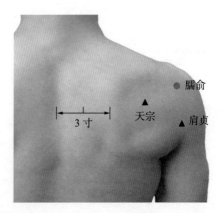

▲ 图9-35　臑俞

【灸法】 肩前为经外奇穴，肩髃、臂臑为手阳明经腧穴，臑俞为手太阳经腧穴，四穴在肩臂，功专疏通肩部经气，理气止痛，气海可充养经气，气足则血生，以上腧穴均可用艾条温和灸，灸10～15分钟。每日1次，10次为1个疗程。

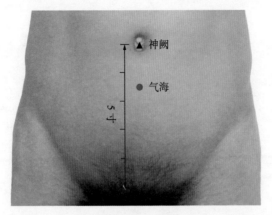

▲ 图 9-36　气海

【配穴】　前屈受限加云门、阳溪；后伸受限加肩贞、后溪；外展受限加巨骨、阳池。均可用艾条温和灸，灸 10～15 分钟。肢体软弱无力者，加足三里，用艾条温和灸 10～15 分钟；神疲乏力者，加百会，用艾条施雀啄灸，灸 5 分钟左右。

5. 肝肾亏虚证

【症见】　肩部疼痛，活动受限，日久不愈，伴神疲乏力，腰膝酸软，头晕目眩，耳鸣脑转，舌红，少苔，脉弦细。

【治则】　培补肝肾，通经止痛。

【取穴】　巨骨、秉风、肝俞、肾俞（图 9-37 至图 9-40）。

巨骨：正坐垂肩，在肩上部，当锁骨肩峰端与肩胛冈之间凹陷处。

秉风：在肩胛部，冈上窝中央，天宗直上，举臂凹陷处。

肝俞：第九胸椎棘突下，旁开 1.5 寸。

肾俞：第二腰椎棘突下，旁开 1.5 寸。

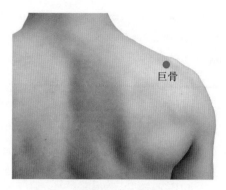

▲ 图9-37 巨骨

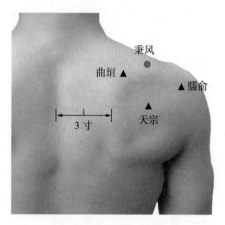

▲ 图9-38 秉风

【灸法】 肝俞、肾俞分别是肝和肾的背俞穴，可培补肝肾，用小艾炷无瘢痕灸，灸3～5壮；巨骨为手阳明经穴，秉风为手太阳经穴，二穴在肩部，可通经止痛，用艾条施温和灸10分钟左右。隔日1次，10次为1个疗程。

【配穴】 腰膝酸软者，加关元、膝阳关，用艾条施温和灸，灸15分钟；畏寒肢冷者，加肾俞，用大艾炷隔附子饼灸，灸7～14壮。

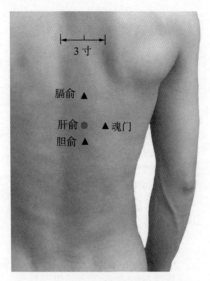

▲ 图 9-39　肝俞

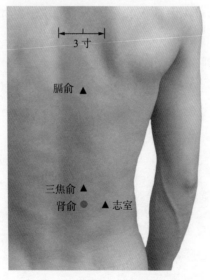

▲ 图 9-40　肾俞

小贴士

患者平时肩部要注意保暖，勿受风寒湿邪侵袭，并经常运动肩关节。急性期以疼痛为主，肩关节被动活动尚有较大范围，应减轻持重，减少肩关节活动；慢性期关节已粘连，关节被动活动功能严重障碍，肩部肌肉萎缩，要加强功能锻炼。

四、腰椎间盘突出症

（一）概述

腰椎间盘突出症是因椎间盘变性，纤维环破裂，髓核突出刺激或压迫神经根、马尾神经所表现的一种综合征。腰椎间盘突出症中以 $L_{4\sim5}$、$L_5\sim S_1$ 间隙发病率最高。腰椎间盘突出症的发生与年龄增长、累积损伤、遗传因素及妊娠等有关。腰椎间盘突出症临床表现为腰痛，下腰部感应痛，甚至影响到臀部。典型坐骨神经痛是从下腰部向臀部、大腿后方、小腿外侧直到足部的放射痛，喷嚏或咳嗽时疼痛加剧，痛觉过敏，或感觉迟钝、麻木，肌力下降，大、小便障碍。

腰椎间盘突出症属中医学"腰腿痛""腰痛""痹证"等范畴。

（二）病因病机

中医学认为，腰椎间盘突出症发生的关键是肾气虚损，筋骨失养，跌仆闪挫或寒湿之邪为之诱因。经脉困阻，气血运行不畅是出现腰痛的病机。

（三）证候表现及灸法治疗

中医将腰腿痛分为足太阳经、足少阳经、足阳明经等证型。

1. 足太阳经证

【症见】 腰部疼痛，$L_{4\sim5}$ 棘突间及棘突旁开 0.5 厘米处压痛明显，叩击痛阳性，腰部活动受限，或伴有下肢放射痛，常沿大腿外侧向下放射至小腿外侧、足跟部，常麻木发凉，感觉减退，患侧膝腱反射减弱或消失。

【治则】 疏经通络，行气止痛。

【取穴】 $L_{4\sim5}$ 夹脊、腰阳关、秩边、殷门、委中（图 9–41 至图 9–45 ）。

$L_{4\sim5}$ 夹脊：在第四腰椎、第五腰椎棘突下，旁开 0.5 寸处。

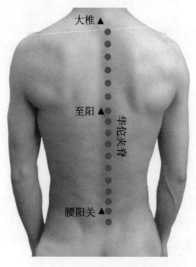

大椎 ▲

至阳 ▲ 华佗夹脊

腰阳关 ▲

▲ 图9-41 夹脊

腰阳关：后正中线上，第四腰椎棘突下凹陷中。

秩边：与骶管裂孔相平，后正中线旁开 3 寸处。

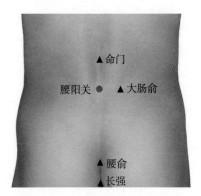

▲ 图 9-42　腰阳关

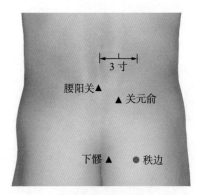

▲ 图 9-43　秩边

殷门：在大腿后面，当承扶与委中连线上，承扶下 6 寸处。

委中：腘窝横纹中点。

【灸法】 L$_{4\sim5}$ 夹脊为局部痛点，灸之可行气通络，腰阳关为督

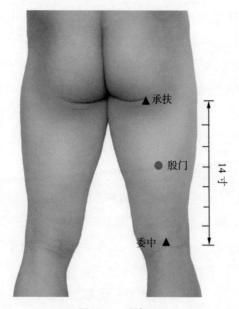

▲ 图 9-44　殷门

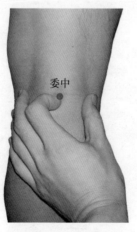

▲ 图 9-45　委中

脉穴，位在后正中线，可舒筋止痛，秩边为足太阳经腧穴，位在臀部，可通经止痛，三穴均可施中艾炷无瘢痕灸，灸7壮；委中为足太阳经合穴，可行足太阳经气而止痛，可用温针灸，先针刺，得气后，在针柄捻少许艾绒点燃。每日或隔日1次，10次为1个疗程。

【配穴】 腰痛不止者，加命门，用中艾炷无瘢痕灸，灸7壮；小腿放射痛严重者，加昆仑，用艾条施温和灸，灸5～10分钟。

2. 足阳明经证

【症见】 腰部疼痛，$L_{3～5}$棘突及棘突外0.5厘米处压痛明显，叩击痛阳性，腰部活动受限，下肢放射痛，常沿大腿前外侧向下放射至小腿前外侧、足背前内侧、足拇指，沿足阳明经有压痛。

【治则】 疏经通络，行气止痛。

【取穴】 命门、$L_{3～5}$夹脊、伏兔、足三里、陷谷（图9-46至图9-50）。

命门：第二、三腰椎棘突之间。

$L_{3～5}$夹脊：在第三腰椎至第五腰椎棘突下旁开0.5寸处。

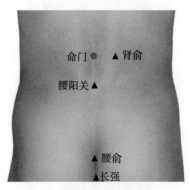

命门 ● ▲肾俞

腰阳关▲

▲腰俞
▲长强

▲ 图9-46 命门

伏兔：大腿前面，当髂前上棘与髌底外侧端的连线上，髌底上6寸。

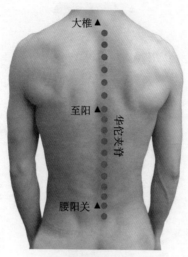

▲ 图 9-47　夹脊

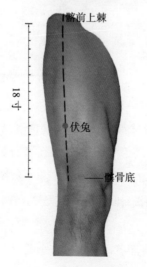

▲ 图 9-48　伏兔

足三里：犊鼻穴下 3 寸，胫骨前嵴外一横指处。

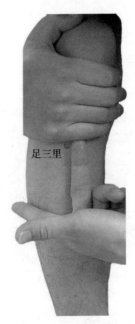

足三里

▲ 图 9-49　足三里

陷谷：在足背，第二、三跖趾关节后方，第二、三跖骨结合部之前的凹陷中。

【灸法】　命门为督脉穴，位于第二腰椎棘突下，善温经行气，通脉止痛，$L_{3～5}$ 夹脊为局部痛点，可疏经通络止痛，以上二穴均可用中艾炷无瘢痕灸，灸 7 壮；伏兔、足三里、陷谷均为足阳明经穴，可调气止痛，三穴均用温针灸，先针刺得气，在针柄加 3 厘米长艾条，灸 10 分钟。

【配穴】　脚踝前疼痛者，加解溪；小腿前外侧疼痛者，加上巨虚、条口；脚内侧疼痛者，加太冲、太白。均可用艾条施温和灸

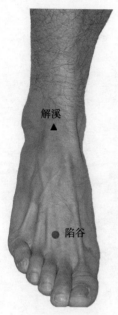

解溪

陷谷

▲ 图9-50 陷谷

5~10分钟。

3. 足少阳经证

【症见】 腰骶部广泛疼痛，以臀部为重，压痛明显，有叩击痛，腰部活动受限，转侧不能，下肢放射痛，常沿大腿外侧向下放射至小腿外侧、足跟部，沿足少阳经有压痛，跟腱反射减弱或消失。

【治则】 疏经通络，行气止痛。

【取穴】 L_5～S_1夹脊、腰俞、阳陵泉、悬钟、丘墟（图9-51至图9-55）。

L_5～S_1夹脊：在第五腰椎至第一骶椎棘突下，旁开0.5寸处。

腰俞：后正中线上，正对骶管裂孔。

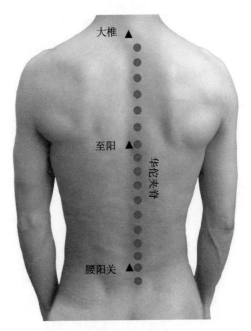

▲ 图9-51　夹脊

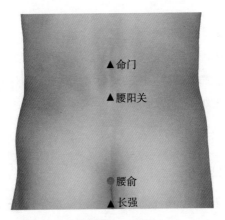

▲ 图9-52　腰俞

阳陵泉：腓骨小头前下方凹陷中。

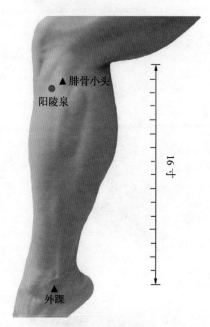

▲ 图 9-53　阳陵泉

悬钟（绝骨）：外踝高点上 3 寸，腓骨后缘。

丘墟：在足外踝的前下方，当趾长伸肌腱的外侧凹陷处。

【灸法】 L_5～S_1 夹脊为局部痛点，可行气通络，腰俞为督脉穴，位在后正中线，可通经止痛，二穴均可用中艾炷施无瘢痕灸，灸 7 壮；阳陵泉、悬钟、丘墟均为足少阳经穴，可调理少阳经气，理气止痛，三穴均可用温针灸，先针刺，得气后，在针柄加 3 厘米长艾条，留针 10 分钟。

【配穴】 臀部疼痛者，加环跳；大腿外侧疼痛重者，加风市、膝阳关；小腿外侧疼痛重者，加阳交、阳辅；足背外侧疼痛者，加

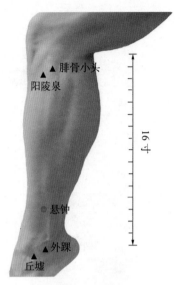

▲ 图9-54 悬钟

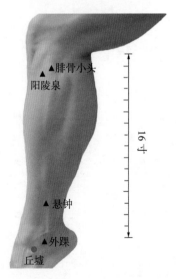

▲ 图9-55 丘墟

昆仑、京骨；均可用艾条施温和灸 5～10 分钟。

> **小贴士**
>
> 腰椎间盘突出症患者急性期应尽量卧硬板床休息，配合牵引、远红外、超短波等理疗，或推拿按摩治疗，疼痛减轻后，应适当加强腰背肌的功能锻炼，以巩固疗效。

五、腰肌劳损

（一）概述

腰肌劳损实为腰部肌及其附着点筋膜、甚或骨膜的慢性损伤性炎症。躯干长期负重活动，使腰背肌产生代偿肥大、增生，长期弯腰，腰部肌持续呈紧张状态，使小血管受压，供氧不足，代谢产物积累，刺激局部而形成损伤性炎症。临床表现以无明显诱因的慢性疼痛为主要症状，腰痛为酸胀痛，休息后可缓解，但卧床过久又感不适，稍事活动后又减轻，活动过久疼痛再次加剧，局部有压痛。腰肌劳损属中医学"腰痛"范畴。由于电脑的普及，人们工作、学习、休闲都习惯于久坐、伏案，造成腰肌劳损的发病率日渐增高，急需积极防治。

（二）病因病机

中医学认为，腰痛多由积累性损伤致使腰部肌肉、韧带长时间受牵拉，不能得到足够的营养和充分休息，造成腰部软组织积累性损伤。急性腰部损伤后，在急性期治疗不当或治疗不彻底，导致损伤组织修复不良，产生较多的瘢痕和粘连，使腰部功能减低且易出现疼痛。其他原因如先天性脊柱裂、下肢功能性或结构性缺陷，都可导致腰背部软组织劳损，产生腰背痛，体弱、缺乏体育锻炼的人多发为本病，脏器病变、妊娠也可造成腰部肌肉慢性劳损。

（三）证候表现及灸法治疗

中医将腰痛分为寒湿腰痛、瘀血腰痛、肾虚腰痛等证型。

1.寒湿腰痛证

【症见】 腰部有受凉史，天气变化或阴雨风冷时加重，腰部冷痛重着，酸麻或拘挛不可俯仰，舌淡，苔薄白，脉弦紧。

【治则】 温经散寒，除湿止痛。

【取穴】 肾俞、气海俞、腰阳关、委中（图 9-56 至图 9-59）。

肾俞：第二腰椎棘突下，旁开 1.5 寸。

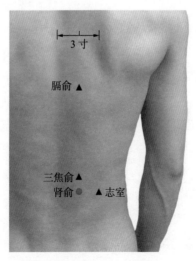

▲ 图9-56　肾俞

气海俞：第三腰椎棘突下，旁开 1.5 寸。

腰阳关：后正中线上，第四腰椎棘突下凹陷中。

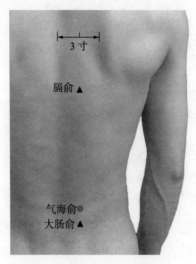

▲ 图 9-57　气海俞

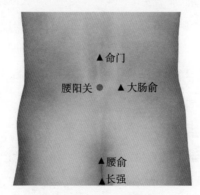

▲ 图 9-58　腰阳关

委中：腘窝横纹中点。

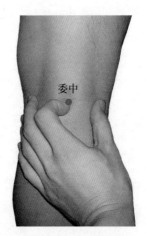

▲ 图9-59　委中

【灸法】　肾俞是肾的背俞穴，背俞主虚，腰为肾之腑，又位于背部，该穴可舒筋理气，气海俞为足太阳经腧穴，可温经散寒，化湿止痛，腰阳关为督脉穴，正在后正中线，可通经止痛，三穴均用大艾炷隔姜灸或隔附子饼灸，各灸7～14壮；委中为足太阳经合穴，可行气疏经止痛，用艾条施温和灸15分钟。每日1～2次，10次为1个疗程。

【配穴】　拘挛不可俯仰者，加身柱、至阳、筋缩，用大艾炷隔附子饼灸，灸7～14壮；酸麻不适者，加志室，与肾俞一起做温灸盒灸10～15分钟。

2.瘀血腰痛证

【症见】　腰部有劳损或旧伤，腰痛如刺，痛有定处，日轻夜重，轻者俯仰不便，重则不能转侧，舌质暗紫，或有瘀斑，脉涩。

【治则】　行气活血，化瘀止痛。

【取穴】　腰夹脊、肾俞、次髎、委中（图9-60至图9-63）。

腰夹脊：在第一腰椎至第五腰椎棘突下旁开 0.5 寸处。

肾俞：第二腰椎棘突下，旁开 1.5 寸。

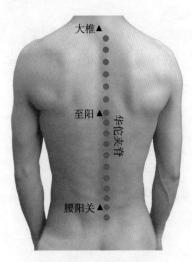

▲ 图 9-60　夹脊

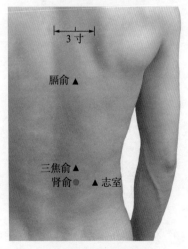

▲ 图 9-61　肾俞

次髎：骶部，髂后上棘内下方，适对第二骶后孔。

委中：腘窝横纹中点。

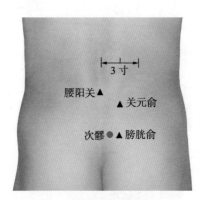

▲ 图9-62　次髎

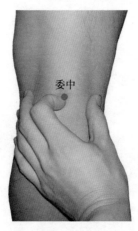

▲ 图9-63　委中

【灸法】　腰夹脊、肾俞为局部取穴，意在疏通腰部气血，以达止痛之功，次髎是足太阳经腧穴，可养血活血，通络止痛，三穴均用小艾炷无瘢痕灸，灸 3～5 壮；委中为足太阳经腧穴，古人有"腰背委中求"之说，灸委中可通调腰背经脉，行气活血止痛，用艾条温和灸 3～5 分钟后，做刺络拔罐。隔日 1 次，10 次为 1 个疗程。

【配穴】　痛如锥刺者，加后溪、阿是穴，用温针灸，针刺得气后，在针柄加 3 厘米长艾条灸之。

3. 肾虚腰痛证

【症见】　腰部酸软疼痛，起病缓慢，隐隐作痛，酸软无力，神疲乏力，肢冷倦怠，小便清长，舌淡，苔薄白，脉细。

【治则】　培补肝肾，舒筋止痛。

【取穴】　阿是穴、命门、肝俞、肾俞（图 9-64 至图 9-66）。

命门：第二、三腰椎棘突之间。

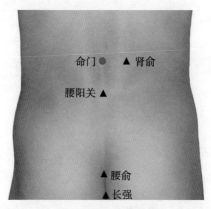

▲ 图 9-64　命门

肝俞：第九胸椎棘突下，旁开 1.5 寸。

肾俞：第二腰椎棘突下，旁开 1.5 寸。

【灸法】　阿是穴是局部痛点，灸之可调畅局部气血经脉，以通

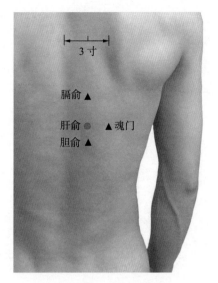

▲ 图9-65 肝俞

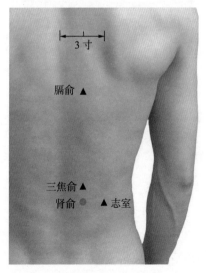

▲ 图9-66 肾俞

经止痛，命门为督脉穴，可温补肾阳，温通止痛，肝俞、肾俞分别是肝和肾的背俞穴，可培补肝肾，以上四穴均用中艾炷无瘢痕灸，灸 7 壮。每日或隔日 1 次，10 次为 1 个疗程。

【配穴】 头晕目眩者，加志室、悬钟，志室用中艾炷无瘢痕灸，灸 7 壮，悬钟用艾条施温和灸，灸 10 分钟左右；腰酸膝软者，加腰阳关、膝阳关，腰阳关与命门、肾俞同做温灸盒灸，膝阳关用艾条施温和灸，灸 10～15 分钟。

> **小贴士**
>
> 　腰肌劳损者平时应适当休息，定时改变姿势，避免弯腰持重物。必要时可使用热敷灵等铁粉剂外敷，或麝香壮骨等橡胶膏外敷。

六、膝关节骨性关节炎

（一）概述

膝关节骨关节炎是一种以关节软骨退行性变和继发性骨质增生为特征的慢性关节疾病。它的发生发展与软骨营养不足、代谢异常、应力平衡失调、生物化学的改变、酶的异常降解等因素相关，还包括年龄、外伤、肥胖、遗传、炎症、代谢等其他因素。膝关节骨关节炎临床表现为进行性加重的膝关节疼痛，活动加重，休息好转，疼痛与天气变化、潮湿、受凉等因素有关，关节活动不灵活，晨起或固定某个体位较长时间后膝关节僵硬，稍活动后减轻，活动时有交锁弹响，晚期患者有疼痛加重、关节肿胀、关节积液、活动受限等滑膜炎症状。膝关节骨关节炎属中医学"膝痹""痹证"等范畴。膝关节骨性关节炎如不及时治疗，随着病情的发展，膝关节的疼痛逐渐加剧、关节活动度减小，患者行走困难，失去自理能力，最后不得不接受手术治疗。治疗目的是缓解或解除症状，延缓关节退变，最大限度地保持和恢复患者的日常生活。

（二）病因病机

中医学认为，痹证的发生与体质因素、气候条件、生活环境及饮食结构有密切关系，久病体虚、劳逸伤气、卫外不固是痹证发生的内在基础，感受风、寒、湿、热邪气是痹证发生的外在条件。由于正虚不固，风、寒、湿、热、痰、瘀等邪气滞留肢体，使筋脉、关节、肌肉气血运行不畅，经脉闭阻，不通则通。

（三）证候表现及灸法治疗

中医学将痹证分为寒湿阻滞、气滞血瘀、气血亏虚以及肝肾两亏等证型。

1. 寒湿阻滞证

【症见】 膝关节冷痛沉重，活动受限，遇阴雨天疼痛加剧，得温痛减，形寒肢冷，四肢困重，纳呆口淡，头重如裹，舌淡，苔白。

【治则】 散寒化湿，通经止痛。

【取穴】 鹤顶、犊鼻、膝阳关、阴陵泉（图 9-67 至图 9-70）。

鹤顶：在膝上部，髌底的中点上方凹陷处。

犊鼻：屈膝，在膝部，髌骨与髌韧带外侧凹陷中。

膝阳关：阳陵泉上 3 寸，股骨外上髁上方的凹陷处。

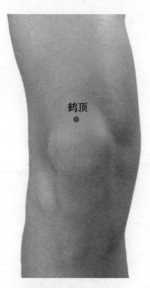

▲ 图 9-67 鹤顶

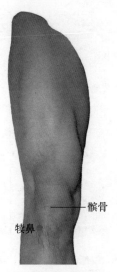

▲ 图 9-68 犊鼻

阴陵泉：胫骨内侧髁下缘凹陷中。

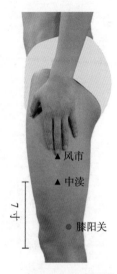

▲ 图 9-69　膝阳关

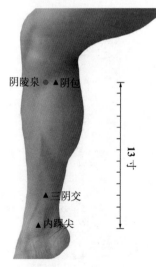

▲ 图 9-70　阴陵泉

【灸法】 鹤顶是经外奇穴，位在膝部，可舒筋理气；犊鼻为足阳明经腧穴，位在膝关节，深部为关节腔，可舒筋止痛；阴陵泉为足太阴经合穴，可化湿止痛，行气通经；膝阳关为足少阳腧穴，可温通膝关节气血，散寒止痛。四穴均用艾条温和灸 15 分钟，以热感或微热感能向膝关节内传递为佳。每日 1～2 次，10 次为 1 个疗程。

【配穴】 遇阴雨天疼痛加剧者，加阿是穴，用艾条施温和灸，灸 15 分钟；形寒肢冷者，加腰阳关，用大艾炷隔附子饼灸，灸 7～14 壮；效果不明显者，用大号温灸盒放在膝关节上，放入大量艾条段施灸。

2. 气滞血瘀证

【症见】 负重过度，用力失当，骨节受损，脉络瘀阻，关节疼痛固定不移，局部压痛明显，关节可见肿胀，活动不利，面色黧黑，肌肤甲错，舌暗，苔薄，脉弦。

【治则】 行气活血，化瘀止痛。

【取穴】 合谷、血海、阳陵泉、委中（图 9-71 至图 9-74）。

合谷：手背第一、二掌骨之间，约平第二掌骨中点处。

血海：屈膝，髌骨内上缘上 2 寸。

阳陵泉：腓骨小头前下方凹陷中。

委中：腘窝横纹中点。

【灸法】 合谷为手阳明经腧穴，有行气止痛之功，血海是足太阴经腧穴，可养血活血，通络止痛，阳陵泉为足少阳胆经合穴，可通经行气止痛，以上腧穴均用艾条施温和灸 15 分钟；委中为足太阳经腧穴，可疏通膝部气血，以达止痛之功，先用艾条施温和灸 3～5 分钟，然后用毫针针刺，得气后在毫针尾捻上少许艾绒，点燃施灸 5

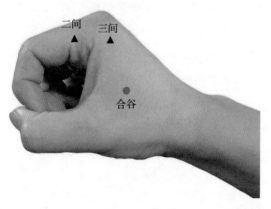

▲ 图9-71　合谷

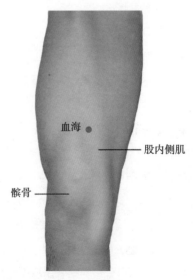

▲ 图9-72　血海

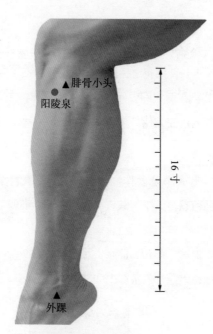

▲ 图 9-73 阳陵泉

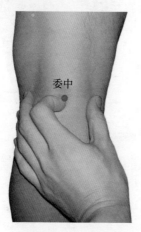

▲ 图 9-74 委中

分钟左右。隔日 1 次，10 次为 1 个疗程。

【配穴】 疼痛固定不移者，加阿是穴，用温针灸，针刺得气后，在针柄加 3 厘米长艾条灸之，留针 10 分钟；骨节疼痛严重者，加内、外膝眼，用艾条在两穴间做回旋灸，灸 10 分钟左右，以热感或微热感能向膝关节内传递为佳。

3. 气血亏虚证

【症见】 膝关节隐隐作痛，时缓时重，久行久立常加重疼痛，精神倦怠，面色苍白，少气懒言，舌淡白，脉细弱。

【治则】 益气养血，通经止痛。

【取穴】 血海、梁丘、曲泉、足三里（图 9-75 至图 9-78）。

血海：屈膝，髌骨内上缘上 2 寸。

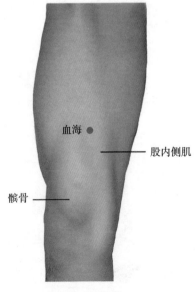

血海

股内侧肌

髌骨

▲ 图 9-75　血海

梁丘：在大腿前面，髌骨外缘上 2 寸。

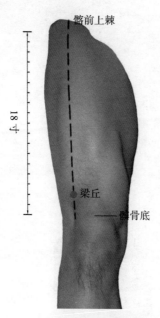

髂前上棘

18 寸

梁丘

髌骨底

▲ 图 9-76　梁丘

曲泉：在膝内侧横纹内侧端，半腱肌、半膜肌止端的前缘凹陷处。

足三里：犊鼻穴下 3 寸，胫骨前嵴外一横指处。

【灸法】　血海为足太阴经腧穴，位在膝部，可养血柔筋，通经止痛；梁丘、足三里为足阳明经腧穴，可健脾和胃、益气养血、通脉止痛；曲泉为足厥阴经腧穴，位在膝部，可行气活血。四穴均可用艾条施温和灸 10～15 分钟。每日 1 次，10 次为 1 个疗程。

【配穴】　精神倦怠者，加气海；少气懒言者，加膻中。用艾条温和灸，灸 10～15 分钟。

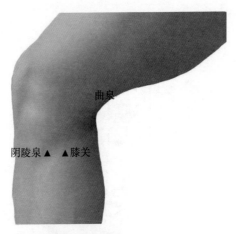

▲ 图9-77 曲泉

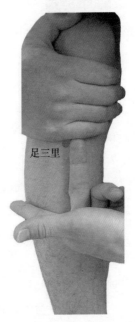

▲ 图9-78 足三里

4.肝肾两亏证

【症见】 中老年多见，关节隐隐作痛，缠绵反复，晨起尤甚，仰俯屈伸、转侧起坐疼痛增加，活动片刻后可稍缓解，但活动过多又症状加重，腰膝酸软，神疲懒言，双目干涩，小便清长，大便溏薄，舌淡，苔薄白，脉弦细。

【治则】 培补肝肾，舒筋止痛。

【取穴】 肝俞、肾俞、阴谷、曲泉（图9-79至图9-82）。

肝俞：第九胸椎棘突下，旁开1.5寸。

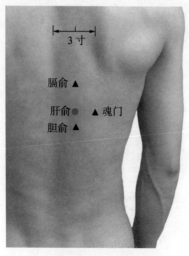

▲ 图9-79　肝俞

肾俞：第二腰椎棘突下，旁开1.5寸。

阴谷：在腘窝内侧，屈膝时，当半膜肌腱与半腱肌腱之间。

曲泉：在膝内侧横纹内侧端，半腱肌、半膜肌止端的前缘凹陷处。

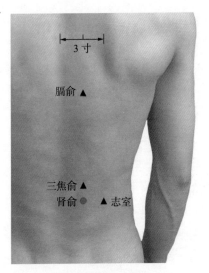

3 寸

膈俞 ▲

三焦俞 ▲
肾俞 ●　　▲志室

▲ 图9-80　肾俞

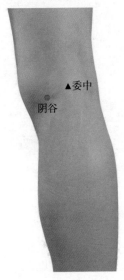

▲委中
●
阴谷

▲ 图9-81　阴谷

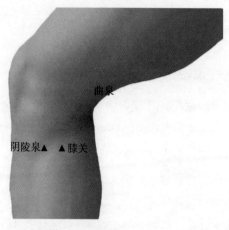

▲ 图9-82　曲泉

【灸法】　肝俞、肾俞分别是肝和肾的背俞穴，可培补肝肾，二穴均用中艾炷无瘢痕灸，灸7壮；阴谷、曲泉分别是足少阴经与足厥阴经穴位，一则补益肝肾，二则通经止痛，二穴均用艾条施温和灸，灸10分钟，以热感或微热感能向膝关节内传递为佳。每日或隔日1次，10次为1个疗程。

【配穴】　缠绵反复者，加足三里；隐隐作痛者，加阿是穴。用艾条施温和灸10~15分钟。

小贴士

　　患者要注意膝关节的保暖，避免患处接触凉风；适当参加体育锻炼，并注意避免运动过量引起关节的损伤。患者应控制体重，肥胖不仅使身体关节受累，加速关节间软组织的磨损，引发骨关节炎，而且还会诱发其他全身性疾病。

七、踝关节扭伤

（一）概述

下台阶或在高低不平的路上行走，踝关节处于跖屈位，遭受内翻或外翻暴力时，使踝部韧带过度牵拉，导致韧带部分损伤或完全断裂。临床表现为局部疼痛，肿胀，皮下瘀斑，活动踝关节疼痛加重，有局限性压痛点。踝关节扭伤属中医骨伤科学"伤筋"范畴。若急性韧带损伤修复不好，韧带松弛，易致复发性损伤，导致踝关节慢性不稳定，给患者的生活、工作带来很大的不便。所以一旦扭伤，应积极的治疗。

（二）病因病机

中医学认为，踝关节扭伤主要是由突然遭受过度的内翻或外翻暴力而引起的，筋伤使经气不通，气滞血瘀，经络不通，不通则通。

（三）证候表现及灸法治疗

中医学将踝关节扭伤多归为足少阳经型、足少阴经型。

1. 足少阳经型

【症见】 伤后局部肿胀疼痛，肿胀主要在外踝前下方，踝关节功能障碍，屈伸不利。

【治则】 行气活血，通经止痛。

【取穴】 阳陵泉、丘墟、昆仑、申脉（图9-83至图9-86）。

阳陵泉：腓骨小头前下方凹陷中。

丘墟：在足外踝的前下方，当趾长伸肌腱的外侧凹陷处。

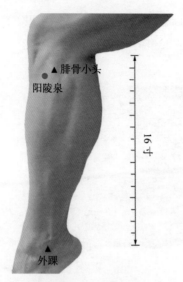

▲ 图 9-83　阳陵泉

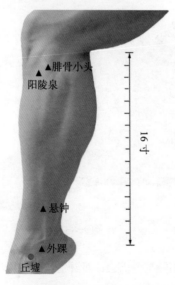

▲ 图 9-84　丘墟

昆仑：在足部外踝后方，当外踝尖与跟腱之间的凹陷处。

申脉：在足外侧部，外踝直下方凹陷中。

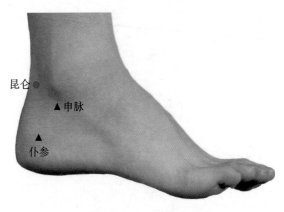

▲ 图9-85　昆仑

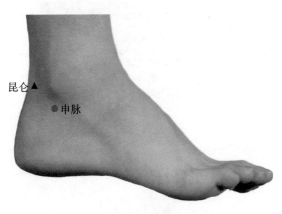

▲ 图9-86　申脉

【灸法】　阳陵泉为筋会，可舒筋柔筋，缓急止痛；丘墟为足少阳经腧穴，位在外踝前下；昆仑为足太阳经腧穴，可行气通络止痛；

申脉为足太阳经腧穴，位在外踝尖下，可调畅局部气血，通经止痛，为治疗肢体阴缓阳急的首选穴。以上四穴均可用艾条施温和灸 5～10 分钟。隔日 1 次，10 次为 1 个疗程。

【配穴】　遇阴雨天疼痛加剧者，加阴陵泉；小腿挛急疼痛者，加承筋。用艾条温和灸，灸 5～10 分钟。

2. 足少阴经型

【症见】　伤后局部肿胀疼痛，肿胀主要在内踝周围，踝关节功能障碍，屈伸不利。

【治则】　行气活血，通经止痛。

【取穴】　照海、太溪、解溪、商丘（图 9–87 至图 9–90）。

照海：在足内侧，内踝尖下方凹陷处。

太溪：内踝与跟腱之间的凹陷中。

解溪：在足背与小腿交界处的横纹中，当拇长伸肌腱与趾长伸肌腱之间。

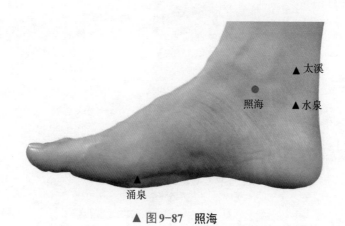

太溪

照海　▲水泉

涌泉

▲ 图9–87　照海

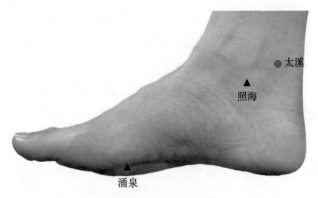

太溪

照海

涌泉

▲ 图9-88　太溪

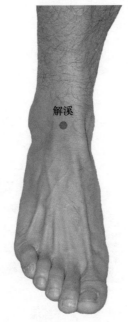

解溪

▲ 图9-89　解溪

商丘：在足内踝前下方凹陷中，约当舟骨结节与内踝高点连线之中点处。

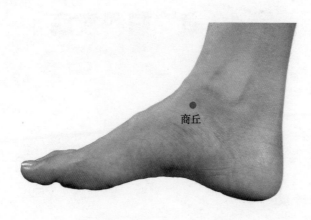

▲ 图 9-90 商丘

【灸法】 照海、太溪、商丘、解溪四穴位于内踝周围，可通调内踝气血，通经止痛，照海通阴跷脉，主治肢体阳缓而阴急病症，四穴均可用艾条施温和灸，灸 15 分钟。隔日 1 次，10 次为 1 个疗程。

【配穴】 关节屈伸不利者，加阳陵泉；肌肉瘦削者，加足三里。用艾条回旋灸 10～15 分钟。

小贴士

急性损伤应立即冷敷，以减少局部出血及肿胀程度。48 小时后可局部理疗，促进组织愈合。对反复损伤、副韧带松弛、踝关节不稳定者，宜长期穿高帮鞋，保护踝关节，以免形成习惯性踝关节扭伤。

第 10 章 妇科疾病

一、慢性盆腔炎

（一）概述

慢性盆腔炎是指盆腔内生殖器官（包括子宫、输卵管、卵巢）及盆腔周围结缔组织、盆腔腹膜的慢性炎症，形成盆腔内瘢痕、粘连、充血，多因急性盆腔炎治疗不彻底迁延而致。病变多局限在输卵管、卵巢和盆腔结缔组织，炎症可局限于一个部位，也可多个部位同时发病，常见的有输卵管的慢性炎症、卵管积水、盆腔结缔组织炎等。引起盆腔炎的病原体主要包括一般细菌（链球菌、葡萄球菌等）、结核杆菌及近年来日趋上升的性传播的病原体（淋菌、衣原体、支原体等）。临床主要表现为下腹坠胀、疼痛，腰骶部酸痛，劳累、性交后、月经期加重，有时伴有肛门坠胀不适，阴道分泌物增多、呈脓样、有臭味，月经失调，尿频或排尿困难等。部分患者有全身症状，如低热，易疲劳，精神不振，周身不适，失眠等。腹部可触及条索状的输卵管或囊性肿物。本病经久不愈，可引起继发性不孕。本病归属于中医学"癥瘕""痛经""月经不调""带下"等病证范畴。慢性盆腔炎迁延不治的主要临床表现为月经紊乱、白带增多、腰腹疼痛，严重者可影响到卵巢和输卵管，为不孕症的主要病因之一。

（二）病因病机

中医学认为，慢性盆腔炎多因经期或产后调摄失当，胞宫空虚、湿毒、湿热秽浊之邪乘虚内侵，与气血相结，蕴积胞宫、胞脉、胞络。湿热内蕴，挟气血阻滞胞脉，病久迁延，则致肝肾亏虚。

（三）证候表现及灸法治疗

慢性盆腔炎多归为湿热郁结、寒湿凝滞、瘀血内阻和正虚邪恋等证型。

1. 湿热郁结

【症见】　下腹疼痛，带下量多，黄白夹杂，小便黄赤，舌红苔黄腻，脉滑数。

【治则】　清热解毒，利湿活血。

【取穴】　大椎、曲池、血海、三阴交（图 10-1 至图 10-4）。

大椎：第七颈椎与第一胸椎棘突间正中处，低头时明显。

曲池：屈肘侧掌成直角，当肘横纹外侧端凹陷中。

血海：屈膝，髌骨内上缘上 2 寸。

三阴交：内踝高点上 3 寸，胫骨内侧面的后缘。

【灸法】　大椎属于督脉，为手足三阳、督脉之交会穴，能够清热泻火，曲池为手阳明之合穴，二穴有清泄实热的作用。先用艾条温和灸 3～5 分钟，再用三棱针点刺放血 5 毫升。血海、三阴交同属脾经，可以化湿活血，此二穴用艾条温和灸，每穴灸 10～15 分钟。每日灸 1 次，10 次为 1 个疗程，疗程间隔 3～5 天。

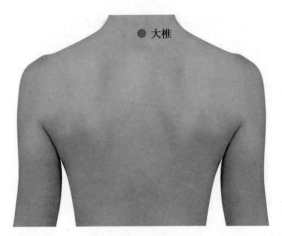

▲ 图10-1　大椎

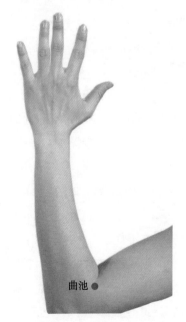

▲ 图10-2　曲池

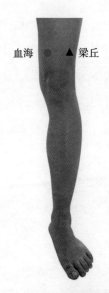

血海　● ▲梁丘

▲ 图10-3　血海

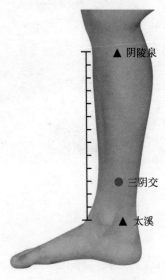

▲ 阴陵泉

● 三阴交

▲ 太溪

▲ 图10-4　三阴交

【配穴】 伴有小便淋漓涩痛，可灸中极、膀胱俞，温和灸5分钟左右；若面赤口苦、急躁易怒、脉弦数，肝经实热明显，应加清泄肝胆实热的腧穴，选地五会、侠溪，用艾条行雀啄灸5分钟。

2. 寒湿凝滞

【症见】 小腹冷痛，得热痛减，带下清稀量多，苔白腻，脉沉迟。

【治则】 温经散寒，化湿止痛。

【取穴】 关元、肾俞、命门、三阴交、阴陵泉（图10-5至图10-8）。

关元：前正中线，脐下3寸。

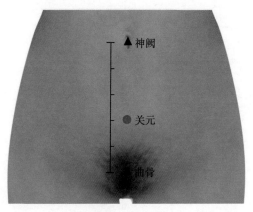

▲ 图10-5 关元

肾俞：第二腰椎棘突下，旁开1.5寸。

命门：第二、三腰椎棘突之间。

三阴交：内踝高点上3寸，胫骨内侧面的后缘。

阴陵泉：胫骨内侧髁下缘凹陷中。

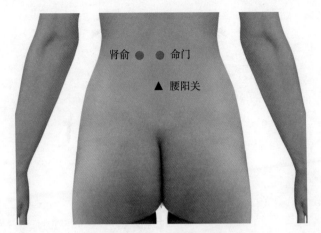

▲ 图 10-6　肾俞、命门

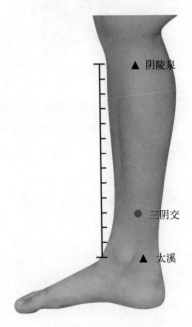

▲ 图 10-7　三阴交

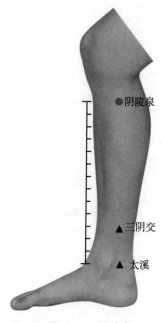

●阴陵泉

▲三阴交

▲太溪

▲ 图10-8　阴陵泉

【灸法】　关元为小肠之募穴，能培本固元、温补脾肾，肾俞、命门能温阳补肾，三穴分别用大艾炷隔姜灸或隔附子饼灸，灸7～14壮；三阴交、阴陵泉能健脾化湿，二穴可用艾条温和灸，灸5～10分钟。每日或隔日1次。

【配穴】　如果平素脾胃阳气不足，易感寒邪，可用艾条温和灸，灸中脘、气海，隔日1次。

3. 瘀血内阻

【症见】　少腹疼痛，固定不移，痛引腰骶，经行腹痛加重，带下赤白相兼，面色晦暗，舌暗红有瘀点，脉沉涩。

【治则】　活血化瘀，理气止痛。

【取穴】　血海、膈俞、太冲（图 10-9 至图 10-11）。

血海：屈膝，髌骨内上缘上 2 寸。

膈俞：第七胸椎棘突下，旁开 1.5 寸。

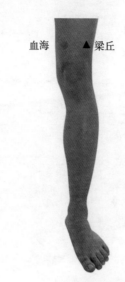

血海　　▲梁丘

▲ 图 10-9　血海

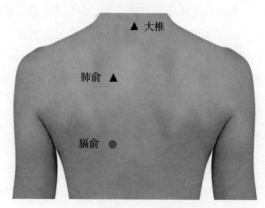

▲ 大椎

肺俞 ▲

膈俞 ●

▲ 图 10-10　膈俞

太冲：足背第一、二跖骨结合部之前凹陷中。

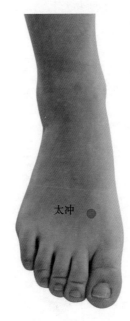

▲ 图 10-11　太冲

【灸法】　血海为化瘀行血之首选穴，膈俞为血会，此二穴配伍可活血化瘀，均用艾条温和灸 5～10 分钟；太冲为肝经原穴，重在疏理肝气，用温针灸。每日或隔日 1 次，10 次为 1 个疗程。

4. 正虚邪恋

【症见】　小腹坠胀，劳累及经期加重，带下清稀量多，头晕目眩，心慌气短，神疲倦怠，舌淡苔白，脉细弱。

【治则】　补气培元，扶正祛邪。

【取穴】　关元、足三里、肝俞、肾俞（图 10-12 至图 10-15）。

关元：前正中线，脐下 3 寸。

足三里：犊鼻穴下 3 寸，胫骨前嵴外一横指处。

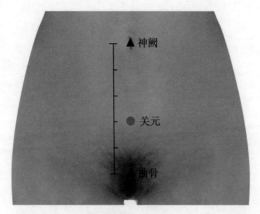

▲ 图10-12　关元

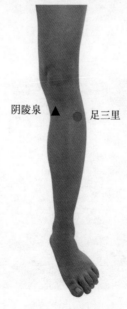

▲ 图10-13　足三里

肝俞：第九胸椎棘突下，旁开 1.5 寸。

肾俞：第二腰椎棘突下，旁开 1.5 寸。

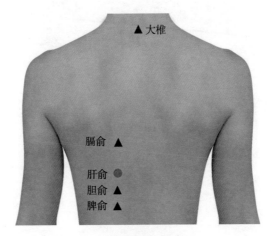

▲ 图10-14　肝俞

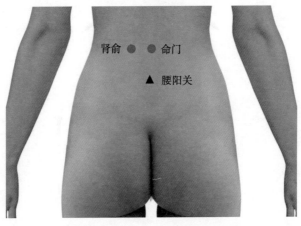

▲ 图10-15　**肾俞**

【灸法】 关元、足三里是补益要穴，能培本固元、温补脾肾，用大艾炷隔姜或附子饼灸，灸 7～14 壮。肝俞、肾俞分别为肝和肾的俞穴，能补益肝肾之精血，强筋健骨，二穴用大艾炷无瘢痕灸，每穴灸 7 壮。隔日 1 次，10 次为 1 个疗程。

【配穴】 形寒肢冷者，加命门，用大艾炷隔附子饼灸，灸 7～14 壮；面色少华、少气懒言者，加脾俞，温和灸或温针灸。

> 小贴士
>
> 本病病程较长，应争取早诊断、早治疗，坚持较长时间的拔罐治疗并配合药物积极内服外治，疗效更佳。平时要注意经期卫生，禁止在经期和流产后性交、盆浴。患病后要解除思想顾虑，保持心情舒畅，增强治疗信心。注意营养，要劳逸结合，进行适当的体育锻炼，以增强体质和提高机体抗病能力。

二、痛经

（一）概述

痛经是指妇女行经前后或行经期间，出现小腹及腰骶部疼痛，甚至剧痛难忍，或伴有面色苍白、头面冷汗淋漓、手足厥冷、恶心呕吐等症的一种妇科疾病。痛经又有原发性和继发性之分，前者是指生殖器无器质性病变的痛经，容易痊愈，多见于青少年女性；后者是由于盆腔内脏器的器质性疾病所致，一般病程较长，缠绵难愈，如子宫内膜异位症、慢性盆腔炎或宫颈狭窄等。本病归属于中医学

"经行腹痛"等范畴。严重的痛经会直接影响正常工作和生活，而且与不孕的确有着十分密切的关系。因此积极的治疗具有很重要的现实意义。

（二）病因病机

中医学认为，痛经是由于气血不足或脾胃功能不健运，气血运行无力，滞而不畅；或肝肾脏腑功能亏损所致的精亏血少，使冲任二脉失于濡养，造成痛经；或由于肝气不舒畅，气滞血淤，经血滞于子宫；或感受寒邪，平时过食寒凉生冷，使血为寒凝，或是因感受湿热之邪，湿热与血搏结，以致气血凝滞不畅。

（三）证候表现及灸法治疗

痛经多归为肾气亏损、气血虚弱、气滞血瘀、寒凝血瘀及湿热蕴结等证型。

1. 肾气亏损

【症见】 经期或经后，小腹或后腰部隐隐作痛，喜揉喜按，月经量少，色淡质稀，头晕耳鸣，腰膝酸软，小便清长，面色晦暗无光泽，舌质淡，苔薄，脉沉细。

【治则】 补肾纳气，温经止痛。

【取穴】 关元、肾俞、足三里、地机（图10-16至图10-19）。

关元：前正中线，脐下3寸。

肾俞：第二腰椎棘突下，旁开1.5寸。

足三里：犊鼻穴下3寸，胫骨前嵴外一横指处。

地机：阴陵泉直下3寸。

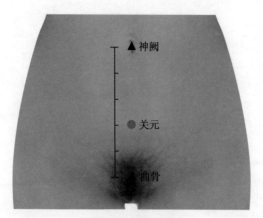

▲ 图 10-16　关元

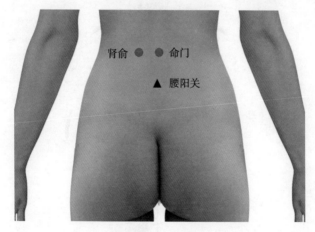

▲ 图 10-17　肾俞

　　【灸法】　关元、肾俞补益肾气，二穴用大艾炷无瘢痕灸，灸
7~14 壮。足三里补益气血，地机为脾经的郄穴，长于治血证，为治
疗痛经的常用穴，此二穴温和灸或温针灸 10 分钟。每日 1 次，10 次
1 个疗程。

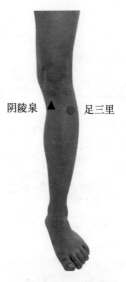

▲ 图 10-18 足三里

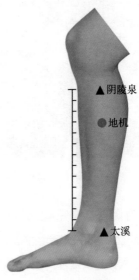

▲ 图 10-19 地机

【配穴】　形寒肢冷者，加命门，与肾俞同用大艾炷隔附子饼灸，灸 7～14 壮；面色少华、少气懒言者，加脾俞，温和灸或温针灸。

2.气血虚弱

【症见】　经期或经后，小腹或后腰部隐痛、喜按，月经量少，色淡质稀，神疲乏力，四肢倦怠，头晕心悸，失眠多梦，面色苍白或萎黄，舌淡，苔薄，脉细弱。

【治则】　益气养血。

【取穴】　肝俞、脾俞、足三里、血海（图 10-20 至图 10-23）。

肝俞：第九胸椎棘突下，旁开 1.5 寸。

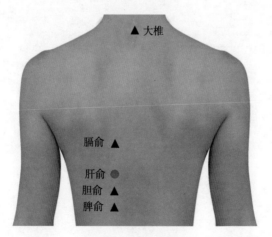

▲ 图 10-20　肝俞

脾俞：第十一胸椎棘突下，旁开 1.5 寸。

足三里：犊鼻穴下 3 寸，胫骨前嵴外一横指处。

血海：屈膝，髌骨内上缘上 2 寸。

【灸法】　肝俞、脾俞分别为肝和脾之俞穴，足三里补益气血，

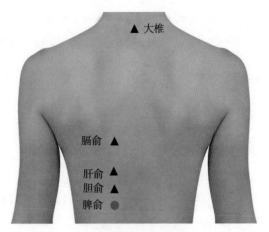

▲ 图10-21 脾俞

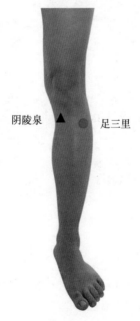

▲ 图10-22 足三里

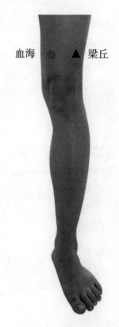

血海　　▲ 梁丘

▲ 图 10-23　血海

三穴有健脾益气、生血养血之功，用中艾炷无瘢痕灸，灸 7 壮；血海用艾条温和灸 5～10 分钟，调理气血。每日或隔日 1 次，10 次为 1 个疗程。

【配穴】　心悸者，加内关；失眠者，加神门；食欲不振者，加中脘。均施艾条温和灸 10～15 分钟。

　　3.气滞血瘀

【症见】　经前或经期，小腹或后腰部胀痛、拒按，胁肋、乳房胀痛，经行不畅，经色紫暗或有块，块下痛减，舌质紫暗，或有瘀点、瘀斑，脉弦或弦涩有力。

【治则】　活血化瘀，理气止痛。

【取穴】 血海、地机、太冲、肝俞（图10-24至图10-27）。

血海：屈膝，髌骨内上缘上2寸。

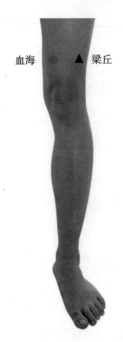

血海 ● ▲ 梁丘

▲ 图10-24　血海

地机：阴陵泉直下3寸。

太冲：足背第一、二跖骨结合部之前凹陷中。

肝俞：第九胸椎棘突下，旁开1.5寸。

【灸法】 血海、地机为脾经腧穴，主治血分病，活血化瘀；太冲、肝俞能疏肝柔肝，行气止痛。此四穴用中艾炷无瘢痕灸，灸7壮，或用艾条温和5～10分钟，调理气血。每日或隔日1次，10次为1个疗程。

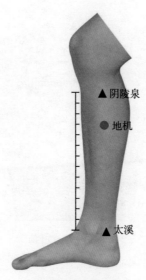

▲ 图 10-25　地机

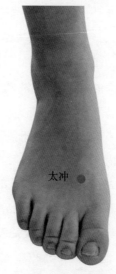

▲ 图 10-26　太冲

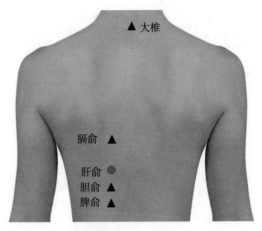

▲ 图 10-27　肝俞

4. 寒凝血瘀

【症见】　经前或经期，小腹或后腰部冷痛、拒按，得热痛减，经血量少，色暗甚则有血块，畏寒肢冷，面青色白，舌质暗，苔白，脉沉紧。

【治则】　温经散寒，通络止痛。

【取穴】　关元、气海俞、血海、地机（图 10-28 至图 10-31）。

关元：前正中线，脐下 3 寸。

气海俞：在腰部，当第三腰椎棘突下，旁开 1.5 寸。

血海：屈膝，髌骨内上缘上 2 寸。

地机：阴陵泉直下 3 寸。

【灸法】　关元温补下焦，可通经止痛，气海俞为足太阳经腧穴，可温经散寒，化湿止痛，二穴均用大艾炷隔姜灸，或隔附子饼灸，各灸 7～14 壮。血海、地机为脾经腧穴，能活血散瘀，通络止痛，用艾条温和灸 5～10 分钟，调理气血。每日或隔日 1 次，10 次为 1

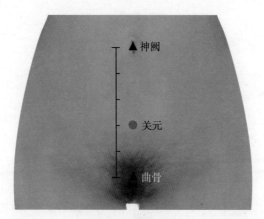

▲ 图 10-28　关元

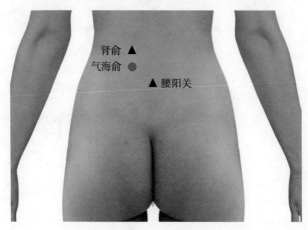

▲ 图 10-29　气海俞

个疗程。

【配穴】 畏寒肢冷者，加腰阳关；小便频数加中极。同用温盒灸法，灸 10～15 分钟。

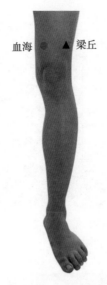

血海　● ▲ 梁丘

▲ 图 10-30　血海

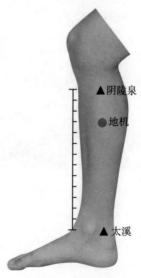

▲阴陵泉

● 地机

▲ 太溪

▲ 图 10-31　地机

5. 湿热蕴结

【症见】　经前或经期，小腹部灼痛、拒按，痛甚则连及腰骶，或平时小腹部疼痛，至经前疼痛剧烈，经量多或经期长，经色紫红，质稠，有时可伴有血块，平时带下量较多，质黄稠、味臭秽，或伴有低热，小便黄赤，舌质红，苔黄腻，脉滑数或濡数。

【治则】　健脾利湿，清热活血。

【取穴】　大椎、曲池、阴陵泉、三阴交（图 10-32 至图 10-35）。

大椎：第七颈椎与第一胸椎棘突间正中处，低头时明显。

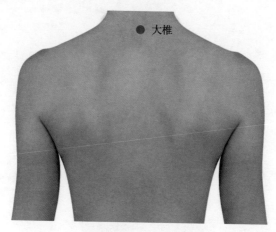

▲ 图10-32　大椎

曲池：屈肘侧掌成直角，当肘横纹外侧端凹陷中。

阴陵泉：胫骨内侧髁下缘凹陷中。

三阴交：内踝高点上 3 寸，胫骨内侧面的后缘。

【灸法】　大椎、曲池先用艾条温和灸，灸 3～5 分钟，局部皮肤红润后将艾条移开，做刺络拔罐。阴陵泉、三阴交做艾条温和灸，

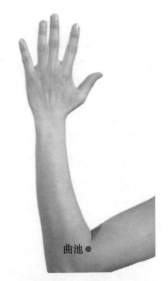

▲ 图 10-33 曲池

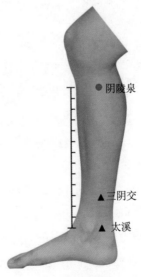

▲ 图 10-34 阴陵泉

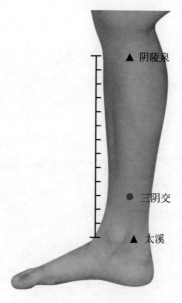

▲ 图 10-35　三阴交

5～10 分钟。隔日 1 次，10 次为 1 个疗程。

【配穴】 兼有带下臭秽者，加合谷，温和灸 3～5 分钟；小便淋沥涩痛者，加中极，口苦黏腻者加天枢，艾条雀啄灸，或艾炷灸用泻法 3～5 分钟。

小贴士

本病的治疗最好是在每次月经来潮前 3～5 日开始，每日 1 次，至行经后为止，可以治疗及防止其发作。多数患者经 1～3 个月经周期的治疗，痛经症状可缓解或消失。应注意经期卫生，避免精神刺激，防止受凉或过食生冷食品，注意休息。

三、功能性子宫出血

（一）概述

功能性子宫出血，简称功血，是一种常见的妇科疾病，是指异常的子宫出血，经诊查后未发现有全身及生殖器官器质性病变，而是由于神经内分泌系统功能失调所致。表现为月经周期不规律、经量过多、经期延长或不规则出血。

本病归属于中医学"崩漏"等范畴。

（二）病因病机

中医学认为本病可分为虚实两类。实证多为热邪外感，迫血妄行，瘀阻热结，血不归经，或肝经有热，血失所藏；虚证多为脾气虚弱，统摄无力，或肾阴不足，经血不守。

（三）证候表现及灸法治疗

崩漏多归为肾阳亏虚、肾阴不足、气血两虚、气滞血瘀、脾虚不固及下焦湿热等证型。

1. 肾阳亏虚

【症见】 出血持续不断，色淡或暗、质稀，少腹冷痛，喜热恶寒，腰背酸痛，夜尿量多，舌质淡苔薄白。

【治则】 补肾纳气，温经止血。

【取穴】 关元、肾俞、膀胱俞、足三里（图 10-36 至图 10-39）。

关元：前正中线，脐下 3 寸。

肾俞：第二腰椎棘突下，旁开 1.5 寸。

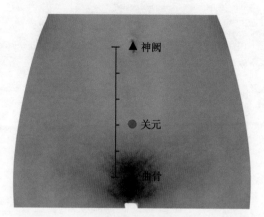

▲ 图 10-36　关元

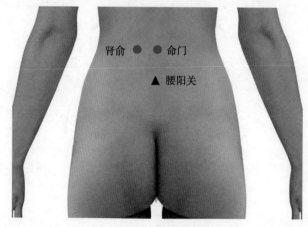

▲ 图 10-37　肾俞

膀胱俞：第二骶椎棘突下，旁开 1.5 寸。

足三里：犊鼻穴下 3 寸，胫骨前嵴外一横指处。

【灸法】　选穴重在温补肾阳，肾俞、膀胱俞用大艾炷无瘢痕灸，

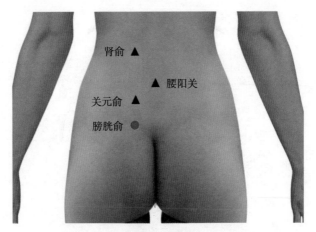

肾俞 ▲

▲ 腰阳关

关元俞 ▲

膀胱俞 ●

▲ 图10-38　膀胱俞

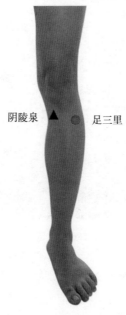

阴陵泉 ▲ ● 足三里

▲ 图10-39　足三里

灸 7 壮；关元、足三里用大艾炷隔姜灸，灸 7～14 壮。每日 1 次，
10 次为 1 个疗程。

【配穴】　腰膝酸软无力、畏寒肢冷者，加命门、腰阳关，与肾
俞同做温盒灸法，温盒灸法有热量大、火力持久的优势。

2. 肾阴不足

【症见】　阴道出血量多，色红质稠，头晕耳鸣，腰腿酸痛，手
足心热，少寐多梦，舌瘦质红。

【治则】　滋阴清热，养血止血。

【取穴】　太溪、水泉、三阴交、血海（图 10-40 至图 10-43）。

太溪：内踝与跟腱之间凹陷中。

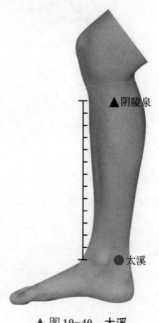

▲ 图 10-40　太溪

水泉：太溪穴直下 1 寸。

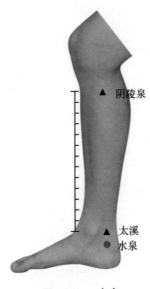

▲ 图 10-41　水泉

三阴交：内踝高点上 3 寸，胫骨内侧面的后缘。

血海：屈膝，髌骨内上缘上 2 寸。

【灸法】太溪、水泉，分别为肾经的原穴、郄穴；三阴交为足三阴经交会穴，有益气摄血、补肝养血、滋补肾阴的功效；血海属脾经，有养血理血的作用。以上四穴分别用艾条温和灸，每穴灸 3～5 分钟。隔日灸 1 次，10 次为 1 个疗程。

【配穴】盗汗者，加阴郄、复溜；鼻衄者，加鱼际、尺泽；齿衄者，加照海；月经淋漓不断者，加隐白。均可用艾条施温和灸，灸 3～5 分钟。

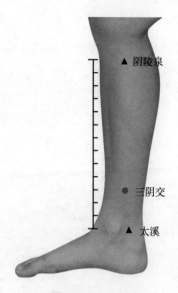

▲ 图 10-42　三阴交

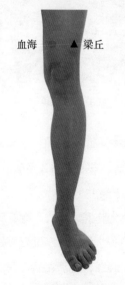

▲ 图 10-43　血海

3. 气血两虚

【症见】 出血量多质稀，色淡红，面色萎黄，心慌心悸，头晕目眩，少气乏力，舌质淡，苔薄白。

【治则】 补益气血。

【取穴】 脾俞、肝俞、足三里、血海（图10-44至图10-47）。

脾俞：第十一胸椎棘突下，旁开1.5寸。

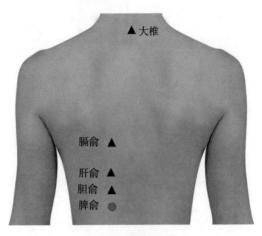

▲ 图10-44 脾俞

肝俞：第九胸椎棘突下，旁开1.5寸。

足三里：犊鼻穴下3寸，胫骨前嵴外一横指处。

血海：屈膝，髌骨内上缘上2寸。

【灸法】 脾俞、肝俞为脾肝之俞穴，有健脾养肝、益气养血的功效，用大艾炷隔姜，均灸7壮；足三里为胃腑下合穴，可健脾益胃、生气血之源，血海属脾经，为治血病之要穴，血海、足三里分别用艾条温和灸，每穴灸10～15分钟。每日灸1次，10次为1个疗

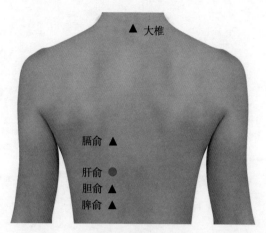

▲ 图 10-45　肝俞

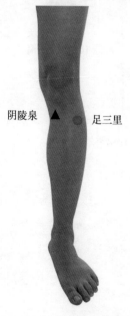

▲ 图 10-46　足三里

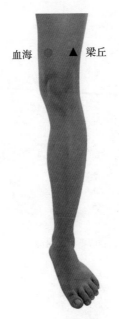

血海　▲ 梁丘

▲ 图 10-47　血海

程，疗程间隔 3～5 天。

【配穴】　心悸者，加内关；失眠者，加神门；食欲不振者，加中脘。均施艾条温和灸 10～15 分钟。

4. 气滞血瘀

【症见】　出血量多色紫有块，块去病减，少腹痛胀，按之不舒，舌质灰暗。

【治则】　行气活血化瘀。

【取穴】　膈俞、次髎、血海、三阴交、太冲（图 10-48 至图 10-52）。

膈俞：第七胸椎棘突下，旁开 1.5 寸。

次髎：骶部，髂后上棘内下方，适对第二骶后孔。

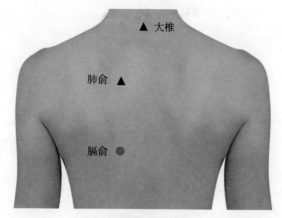

▲ 图 10-48 膈俞

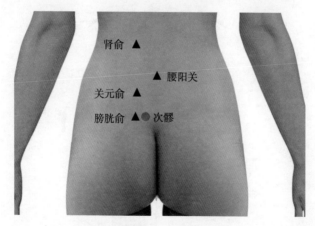

▲ 图 10-49 次髎

血海：屈膝，髌骨内上缘上 2 寸。

三阴交：内踝高点上 3 寸，胫骨内侧面的后缘。

太冲：足背第一、二跖骨结合部之前凹陷中。

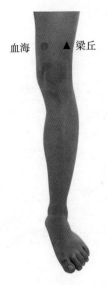

血海　▲ 梁丘

▲ 图10-50　血海

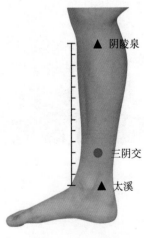

▲ 阴陵泉

● 三阴交

▲ 太溪

▲ 图10-51　三阴交

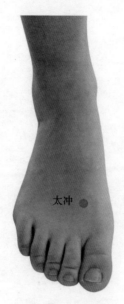

▲ 图 10-52　太冲

【灸法】 次髎属足太阳经，膈俞为血会，血海属脾经，三穴均有活血化瘀的作用；三阴交为足三阴经交会穴，可调理肝、脾、肾三脏功能，太冲为肝经原穴，能疏肝解郁，行气调血。膈俞、次髎用小艾炷无瘢痕灸，每穴灸 3～5 壮，艾炷如黄豆大；血海、三阴交、太冲用艾条温和灸，每穴灸 3～5 分钟。隔日灸 1 次，10 次为 1 个疗程。

5.脾虚不固

【症见】 出血量多，色红或出血持续不断，色淡红，气短懒言，颜面浮肿，腹满便溏，食少倦怠，口淡无味，舌质淡，苔白腻。

【治则】 益气健脾，固冲止血。

【取穴】 脾俞、足三里、气海、膈俞、隐白（图 10-53 至图

10–57）。

脾俞：第十一胸椎棘突下，旁开 1.5 寸。

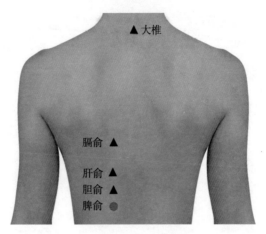

▲ 图 10-53　脾俞

足三里：犊鼻穴下 3 寸，胫骨前嵴外一横指处。

气海：前正中线，脐下 1.5 寸。

膈俞：第七胸椎棘突下，旁开 1.5 寸。

隐白：在足大趾末节内侧，距趾甲角 0.1 寸。

【灸法】　脾俞、足三里、气海，有健脾益气、扶正培元、统血摄血的作用；膈俞为血会，既有活血化瘀的作用，又有养血和血的作用，是治疗血病的首选穴；隐白是脾经的腧穴，治疗血证效果好。脾俞、膈俞用大艾炷无瘢痕灸，每穴灸 7 壮；气海、足三里、隐白分别用艾条温和灸，每穴灸 10～15 分钟。每日灸 1 次，10 次为 1 个疗程。

【配穴】　便血者，加承山，施艾条温和灸 10～15 分钟；有子宫脱垂者，加百会、子宫，施艾条温和灸 10～15 分钟。

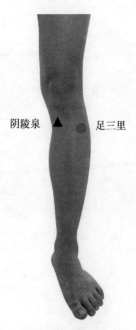

▲ 图 10-54　足三里

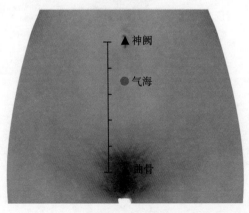

▲ 图 10-55　气海

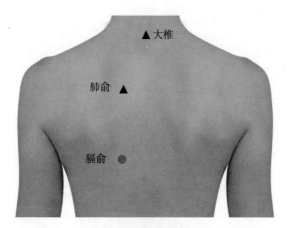

▲ 图10-56　膈俞

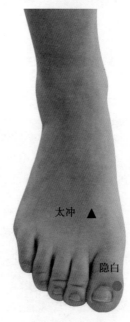

▲ 图10-57　隐白

6. 下焦实热型

【症见】　出血量多，色深红质黏稠，面红口干，渴饮心烦，舌尖红。

【治则】　清下焦热，凉血止血。

【取穴】　血海、地机、大椎、曲池、阴陵泉、三阴交（图 10–58 至图 10–63）。

血海：屈膝，髌骨内上缘上 2 寸。

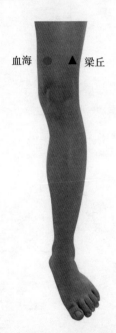

血海　　▲ 梁丘

▲ 图 10–58　血海

地机：阴陵泉直下 3 寸。

大椎：第七颈椎与第一胸椎棘突间正中处，低头时明显。

曲池：屈肘侧掌成直角，当肘横纹外侧端凹陷中。

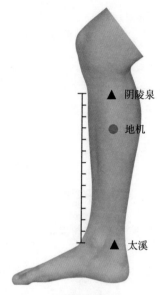

▲ 图10-59 地机

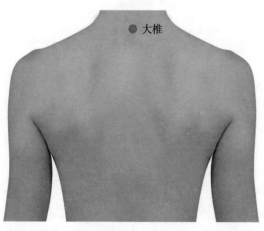

▲ 图10-60 大椎

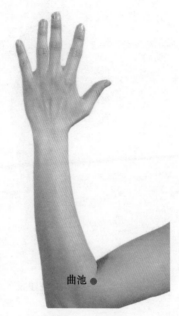

▲ 图 10-61　曲池

阴陵泉：胫骨内侧髁下缘凹陷中。

三阴交：内踝高点上 3 寸，胫骨内侧面的后缘。

【灸法】　大椎、曲池先用艾条温和灸，灸 3～5 分钟，局部皮肤红润后将艾条移开，做刺络拔罐。阴陵泉、三阴交做艾条温和灸，5～10 分钟；血海、地机为脾经腧穴，主治血分病，诸穴共奏凉血通淋之功。每次选取 2～3 个穴位，注意艾治时间不宜过长。隔日 1 次，10 次为 1 个疗程。

【配穴】　兼有带下臭秽者，加合谷，温和灸 3～5 分钟；小便淋沥涩痛者，加中极，口苦黏腻者加天枢，艾条雀啄灸或艾炷灸用泻法 3～5 分钟。

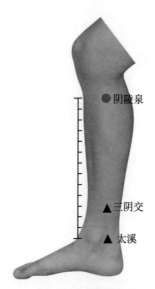

▲ 图 10-62　阴陵泉

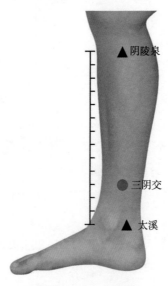

▲ 图 10-63　三阴交

小贴士

本病的治疗应注意经期卫生，避免精神刺激，防止辛辣及刺激性食物，调畅情致，注意休息。如出血严重，应及时到医院进行专科检查。

四、更年期综合征

（一）概述

女性 45—55 岁期间，身体各器官、内分泌腺体、心理及生理均发生各种改变。妇女卵巢功能逐渐衰退，直至功能丧失，生殖器官开始萎缩，功能也逐渐衰退，10%～30% 的妇女不能适应此种变化。在此期间就表现出一系列不同程度的性激素减少、自主神经功能紊乱的症候群，统称为更年期综合征。主要表现有：头面部潮红、头晕、心悸、血压升高，伴有眩晕、耳鸣、眼花、记忆力减退、失眠、焦虑、抑郁、容易激动等症状。

中医学认为，本病属"绝经前后诸症"范畴。

（二）病因病机

中医学认为，本病的引起多为妇女在绝经前后，肾气日衰，天癸将竭，冲任逐渐亏虚，阴阳失衡，导致引起心、肝、脾、肾等脏腑功能紊乱所致。

（三）证候表现及灸法治疗

本病多归为肝肾阴虚、肝气郁结、脾肾阳虚及阴阳两虚等证型。

1.肝肾阴虚

【症见】 头晕耳鸣，心烦易怒，汗出，心悸少寐，健忘，五心烦热，腰膝酸软，月经周期紊乱，经量或多或少，色鲜红。舌红苔少，脉弦细数。

【治则】 滋补肝肾。

【取穴】 肝俞、肾俞、太溪、三阴交（图 10-64 至图 10-67）。

肝俞：第九胸椎棘突下，旁开 1.5 寸。

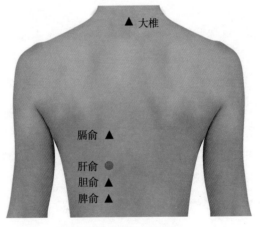

▲ 图 10-64　肝俞

肾俞：第二腰椎棘突下，旁开 1.5 寸。

太溪：内踝与跟腱之间的凹陷中。

三阴交：内踝高点上 3 寸，胫骨内侧面的后缘。

【灸法】 肝俞、肾俞为肝肾之俞穴，有滋补肝肾、养血益精的功效，可用小艾炷无瘢痕灸，灸 3～5 壮；太溪、三阴交有滋补肾阴

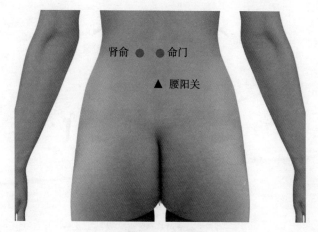

▲ 图 10-65　肾俞

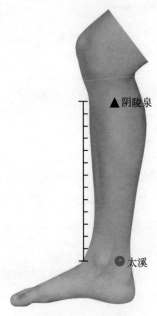

▲ 图 10-66　太溪

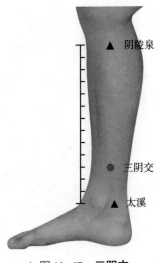

▲ 图 10-67　三阴交

的作用，用艾条温和灸，灸 5 分钟。隔日灸 1 次，10 次为 1 个疗程，疗程间隔 3～5 天。

【配穴】　盗汗者，加阴郄、复溜；失眠者，加内关，神门。均可选用艾条温和灸，灸 3～5 分钟。

2. 肝气郁结

【症见】　情志抑郁，胁痛，乳房胀痛或周身刺痛，口干口苦，善叹息，小腹胀痛，多疑多虑，尿短色赤，大便干结。舌红，苔黄腻，或舌质青紫，或瘀斑，脉弦或涩。

【治则】　疏肝解郁。

【取穴】　行间、太冲、期门、肝俞（图 10-68 至图 10-70）。

行间：足背第一、二趾间缝纹端。

太冲：足背第一、二跖骨结合部之前凹陷中。

期门：乳头直下第六肋间隙。

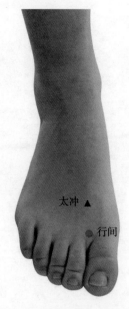

▲ 图 10-68 行间、太冲

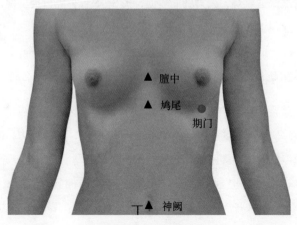

▲ 图 10-69 期门

肝俞：第九胸椎棘突下，旁开 1.5 寸。

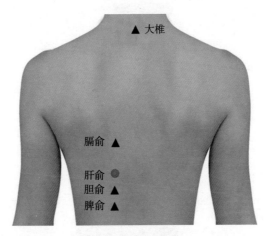

▲ 图 10-70　肝俞

【灸法】　行间、太冲，为荥穴、原穴，期门为肝募穴，均能疏理肝气，调畅气机，每次可选取 2 穴，用小艾炷无瘢痕灸，用口吹火，使之快速燃烧，火力壮而短促，灸 3～5 壮，隔日灸 1 次，10 次为 1 个疗程。

【配穴】　乳房胀痛者，加乳根；失眠多梦者，加神门、百会；口苦黏腻者加天枢。艾条雀啄灸，或艾炷灸用泻法 3～5 分钟。

3. 脾肾阳虚

【症见】　月经紊乱，量多色淡，形寒肢冷，倦怠乏力，面色晦暗，面浮肢肿，腰酸膝冷，腹满纳差，大便溏薄。舌质嫩，苔薄白，脉沉弱。

【治则】　补肾温阳，健脾化湿。

【取穴】　脾俞、肾俞、足三里、三阴交（图 10-71 至图 10-74）。

脾俞：第十一胸椎棘突下，旁开 1.5 寸。

肾俞：第二腰椎棘突下，旁开 1.5 寸。

足三里：犊鼻穴下 3 寸，胫骨前嵴外一横指处。

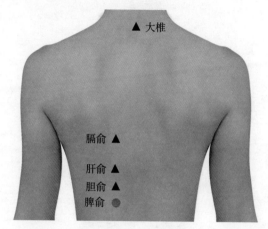

▲ 图 10-71　脾俞

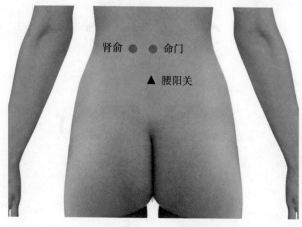

▲ 图 10-72　肾俞

三阴交：内踝高点上 3 寸，胫骨内侧面的后缘。

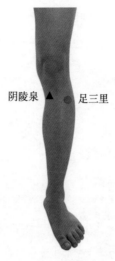

▲ 图 10-73　足三里

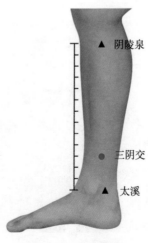

▲ 图 10-74　三阴交

【灸法】　脾俞、足三里为温补脾气首选穴；三阴交健脾化湿；肾俞是临床温肾助阳的常用穴，意在温煦肾阳，以助脾之阳气。脾俞用大艾炷隔姜灸，灸 7～14 壮；命门、肾俞用大艾炷隔附子饼灸，灸 7～14 壮；足三里用艾条温和灸，灸 15 分钟左右。每日 1 次，10 次为 1 个疗程。视病情连续治疗，疗程间隔 3～5 天。

【配穴】　精神倦怠者，加气海；少气懒言者，加膻中。用艾条温和灸，灸 10～15 分钟。

4. 阴阳两虚

【症见】　颧红唇赤，虚烦少寐，潮热盗汗，头昏目眩，耳鸣心悸，敏感易怒，形寒肢冷，腰膝酸软，月经闭止，性欲减退。舌质淡，脉沉无力。

【治则】　阴阳双补。

【取穴】　肾俞、关元、太溪、三阴交、胃脘下俞（图 10-75 至图 10-79）。

肾俞：第二腰椎棘突下，旁开 1.5 寸。

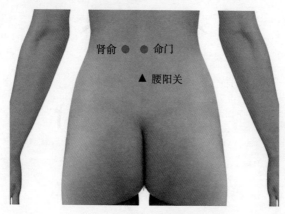

▲ 图10-75　肾俞

关元：前正中线，脐下 3 寸。

太溪：内踝与跟腱之间的凹陷中。

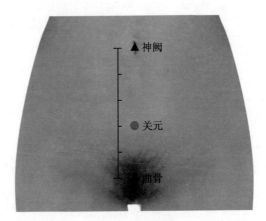

▲ 图10-76　关元

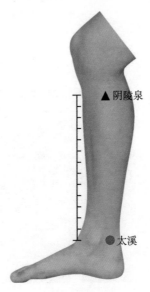

▲ 图10-77　太溪

三阴交：内踝高点上 3 寸，胫骨内侧面的后缘。

胃脘下俞：第八胸椎棘突下，旁开 1.5 寸。

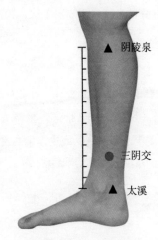

▲ 图 10-78　三阴交

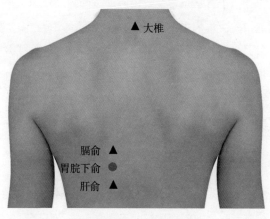

▲ 图 10-79　胃脘下俞

【灸法】 肾俞、关元有补肾温阳的作用，太溪、三阴交有滋补肾阴的作用，胃脘下俞有养阴清热、润燥止渴的作用。胃脘下俞、肾俞、关元均可用中艾炷无瘢痕灸，灸5～7壮；三阴交、太溪用艾条温和灸，灸5～10分钟。每日或隔日1次，10次为1个疗程。

小贴士

更年期是女性正常的生理过程，患者应解除对更年期的顾虑与担忧；起居规律，调畅情志；锻炼身体，增强体质，培养兴趣爱好，减少思想顾虑；减少高糖及高脂食物的摄入。

五、子宫脱垂

（一）概述

子宫脱垂指子宫从正常位置沿阴道下降到坐骨棘水平以下，甚至脱出阴道口外。本病主要是平时体质虚弱，产育过多，分娩时产程延长，用力过猛，或处理不妥当，损伤胞络，盆底肌肉及筋膜过度松弛或损伤，同时产后没有充分休息，过早参加重体力劳动，持续下蹲或站立工作，致使阴道前壁及后壁随同子宫脱垂而膨出体外。

本病属于中医学"阴挺"范畴。

（二）病因病机

中医学认为，子宫脱垂与禀赋虚弱，气虚不摄；或房劳多产，损伤胞络；或产时耗力，产后过劳等因素有关。其病理变化为气虚和肾虚。

（三）证候表现及灸法治疗

本病多归为气虚不固、肾虚不固两个证型。

1. 气虚不固

【症见】　子宫下移或脱出阴道口外，自觉小腹下坠，有物从阴中脱出，劳则加剧。四肢无力，少气懒言，面色少华，尿频，带下量多，质稀色白。舌淡苔薄，脉虚细。

【治则】　补中益气，升阳固脱。

【取穴】　足三里、气海、百会、子宫（图 10-80 至图 10-83）。

足三里：犊鼻穴下 3 寸，胫骨前嵴外一横指处。

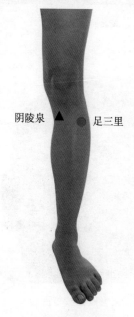

阴陵泉　　足三里

▲ 图 10-80　足三里

气海：前正中线，脐下 1.5 寸。

百会：后发际正中直上 7 寸，头顶正中。

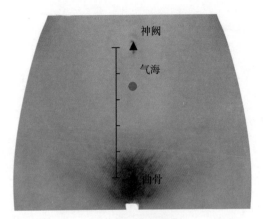

▲ 图 10-81　气海

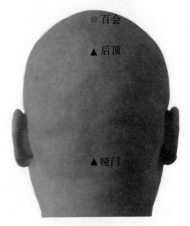

▲ 图 10-82　百会

子宫：在下腹部，脐下 4 寸，旁开 3 寸。

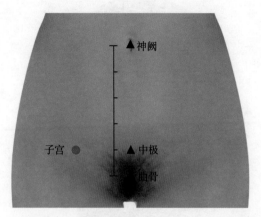

▲ 图 10-83 子宫

【灸法】 足三里、气海补益中气，百会能升阳举陷，子宫为经外奇穴，是治疗子宫脱垂的经验穴，可用艾条温和灸或温针灸，灸10～15 分钟。每日 1 次，10 次为 1 个疗程。

【配穴】 心悸者，加心俞、内关；食欲不振者，加中脘、脾俞；眩晕者，加肝俞。均施艾条温和灸 10～15 分钟。

2. 肾虚不固

【症见】 阴中有物脱出。腰酸膝软，小腹下坠，小便频数，夜间尤甚，头晕耳鸣。舌淡红，脉沉弱。

【治则】 温肾纳气，升阳举陷。

【取穴】 百会、子宫、肾俞、命门（图 10-84 至图 10-86）。

百会：后发际正中直上 7 寸，头顶正中。

子宫：在下腹部，脐下 4 寸，旁开 3 寸。

肾俞：第二腰椎棘突下，旁开 1.5 寸。

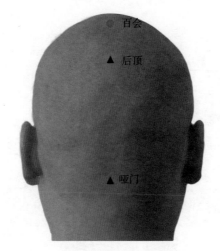

▲ 图10-84 百会

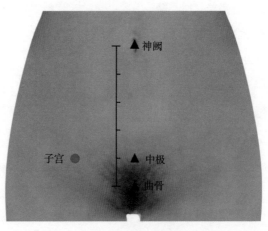

▲ 图10-85 子宫

命门：第二、三腰椎棘突之间。

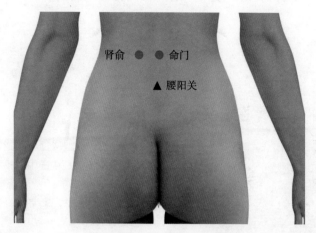

▲ 图 10-86　肾俞、命门

【灸法】 百会、子官能升阳举陷，可用艾条温和灸或温针灸，灸 10～15 分钟；肾俞、命门培本固元，温补脾肾，用大艾炷隔姜或附子饼灸，灸 7～14 壮。隔日 1 次，10 次为 1 个疗程。

【配穴】 便溏者，加水分，用艾条温和灸 15 分钟；畏寒肢冷者，加腰阳关，施温灸盒灸 10～15 分钟；浮肿、尿少者，加水道，用艾条施温和灸 15 分钟。

> 小贴士
>
> 　　子官脱垂完全可以预防。如果发现子官复位不佳，要遵医嘱纠正。至于患有慢性咳嗽及习惯性便秘的妇女，应积极治疗。治疗期间，患者应避免负重，过久下蹲，禁房事，还应配合提肛锻炼。

相 关 图 书 推 荐

中 国 科 学 技 术 出 版 社 · 荣 誉 出 品

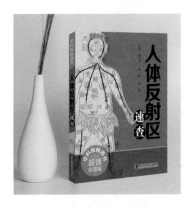

书名：人体反射区速查

主编：郭长青 郭 妍 张 伟

定价：19.80 元

　　本书为《中医速查宝典系列》丛书之一，由北京中医药大学针灸推拿学院、中国中医科学院资深专家、教授联袂精心编写。

　　本书从简明、实用出发，主要介绍了头、面、耳、手、足部反射区的标准定位与主治病症，并配有详细的穴位图解，书后附腕踝针针刺疗法，易学易记，实用性强。

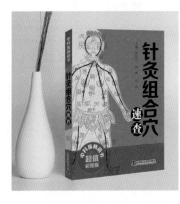

书名：针灸组合穴速查

主编：郭长青 郭 妍 张 伟

定价：19.80 元

　　本书为《中医速查宝典系列》丛书之一，由北京中医药大学针灸推拿学院、中国中医科学院资深专家、教授联袂根据多年的针灸教学实践与临床实践，精心撰写而成。

　　组合穴是由作用相同或相似的两个或两个以上穴位组成的穴组，穴组中各穴相互配合，协同发挥治疗作用，可提高疗效。本书重点描述了56组穴的穴组主治、标准定位、取穴技巧、穴位解剖定位、毫针刺法，并配以精美的体表图和解剖图，读者可按图准确取穴，便于组合穴的临床应用。